PENSE BEM

PENSE BEM

ideias para reinventar a vida

MANOEL THOMAZ CARNEIRO

Casa da Palavra

Direção editorial
Martha Ribas
Ana Cecilia Impellizieri Martins

Editora
Fernanda Cardoso Zimmerhansl

Editora assistente
Beatriz Sarlo

Transcrição
Sylvia Abramson

Preparação de originais
Silvia Marta Vieira

Copidesque
Clarissa Carneiro da Silva

Revisão
André Uzêda

Projeto gráfico de miolo e capa
Rafael Nobre – Babilonia Cultura Editorial

Diagramação
Abreu's System

CIP-BRASIL. CATALOGAÇÃO-NA-PUBLICAÇÃO
SINDICATO NACIONAL DOS EDITORES DE LIVROS, RJ

T384p

Carneiro, Manoel Thomaz
Pense bem : ideias para reinventar a vida / Manoel Thomaz Carneiro. - 1. ed. - Rio de Janeiro : Casa da Palavra, 2013.
136 p. ; 21 cm.

ISBN 978-85-7734-373-7

1. Técnicas de autoajuda 2. Teoria do autoconhecimento. I. Título.

13-00727

CDD: 158.1
CDU: 159.947

CASA DA PALAVRA PRODUÇÃO EDITORIAL
Av. Calógeras, 6, sala 701
20030-070 – Rio de Janeiro – RJ
divulga@casadapalavra.com.br
www.casadapalavra.com.br

Em 14/05/2018 presente do dia das mães.

SUMÁRIO

PRIMEIRAS PALAVRAS...

As percepções a respeito de nós mesmos são como gestações psíquicas que, uma vez assumidas, saltam para as nossas mãos para que sejam trabalhadas.

Quando alguém me pergunta como sou, sempre me vêm à lembrança os domingos após a missa do meio-dia na Candelária. Na altura do Aterro do Flamengo, a caminho de algum lugar para almoçar, no carro com meu pai, minha mãe, minha avó e minha irmã, sempre olhava para o céu e ali me punha a pensar sobre a vida, sobre algo.

Hoje, passado tanto tempo além desses 6 anos de idade, continuo a olhar para tudo que testemunho e me ponho a pensar.

Os acontecimentos, as histórias que ouço, os filmes a que assisto, as crônicas e os livros que leio são sempre metáforas a serem refletidas, e delas retiro algo para que minha vida possa ser considerada por mim mesmo uma vida lúdica.

Isso com certeza jamais me fez perdido em meus pensamentos. Ao contrário, estes me fizeram retornar com carinho e mais sensibilidade a cada momento, me tornaram sempre mais focado.

Se, então, tivesse que responder sobre o meu modo de ser, diria sem dúvida que sou um pensante.

Um pensante para nunca ser um passante despercebido.

Penso em tudo que conheço, penso as pessoas que vejo, os lugares em que estou.

Penso para evitar que a vida pense por mim.

Prefiro "Pensar bem" para "Pensá-la bem" diante de tudo que a vida pensou para mim...

1. A CONSTRUÇÃO DO SI E OS INTERDITOS

Aprendi que viver é esculpir realidades, sem idealizações fáceis.
Trata-se de se inscrever na busca de saber lidar com as formas, as pedras e os barros. E quando percebo o ser em desalinho, desmancho a obra sob o calor do amor próprio e me refaço.
É uma pena que tantas pessoas construam tão pouco e que, assim, limitem a expressão da alma, bloqueiem a renovação e vejam suas ideias não encontrarem saída. É quando, então, nos deparamos com seres aprisionados, pelo não dito, pelo não existido.

OS DESEJOS E OS INTERDITOS

Quando em 1989 inaugurei o grupo de estudo Pensar, em que daria cursos psicofilosóficos com temas bimestrais, foi com o propósito de compartilhar o conhecimento a respeito daquilo que tinha me ajudado a crescer como ser humano. O aprendizado de determinados conceitos foi para mim libertador e por vezes apaziguador. Ajudou-me a amansar as minhas inseguranças e a potencializar certezas.

Acredito que é por meio das reflexões pessoais que projetamos ao mundo novas impressões e decisões, de modo a assegurar significado aos nossos atos. Percebi o quanto era importante trocar experiências, orientar caminhos rumo às boas reflexões e, pouco a pouco, vi os cursos tornarem-se algo como a coluna vertebral da minha carreira. Pensar todo mundo pensa, mas será que pensa com as premissas válidas?

Ao longo destas mais de duas décadas em sala de aula, aprendi muito, me vi diante de contextos diversos e, como meus alunos, me coloquei em perspectiva diante dos dilemas que a vida trouxe. Sim, porque a vida traz as situações sem aviso prévio e sem perguntar: "Você está pronto para o abandono que vou trazer?" ou "Quer um novo abalo?". Ela não pede licença e, indiferente à nossa estrutura, deposita sobre nossos ombros o que deve ser acolhido, compreendido e aceito, de preferência sem perda do prumo e da noção do bom modo de ser.

Para uma efetiva transformação, é importante deixar de lado as fórmulas e dispor-se a perceber com clareza dois aspectos essenciais. O primeiro: é necessário compreender que somos sempre movidos pelo desejo. O segundo aspecto? Apesar de todos os discursos de nos colocar como semelhantes e de todas as nossas tentativas de agir tal como nossos pais, irmãos, maridos, esposas, amigos etc., somos essencialmente diferentes na origem, em nossos terrenos de constituição.

Parece complicado? Apenas a princípio. Desejar é o pré-requisito de qualquer atitude. Nele reside o impulso que nos posiciona para as direções, aponta um objetivo e difere muito da ação, que só ocorre quando há real liberação para que ela se defina, a fim de realizar o que se escolheu.

O desejo nasce de uma falta física ou psicológica. Ele não existe sem que haja a falta. Um organismo carente de alimento tem fome e sinaliza que devemos procurar algo para comer. Porém, em certas ocasiões, esta mesma vontade pode surgir sem que estejamos necessariamente com fome. Em situações assim, ele é substitutivo e, portanto, psicológico.

Por exemplo: em um domingo monótono, cada vez que vamos à geladeira à procura de algo para comer, o que buscamos é o prazer na forma substitutiva. Aquilo que nos falta está fora da geladeira, em algum lugar dentro da nossa existência, do nosso íntimo, algo que só pode ser descoberto ou identificado por meio de reflexão.

Um alcoólatra é movido pela intensa vontade de beber. Pode haver, sem dúvida, uma dependência orgânica, mas, em geral, seu caminho rumo à bebida é definido por algo mais profundo, uma carência. A compulsão por bebidas, compras e outras tantas atitudes semelhantes é expressão de um desejo substitutivo, por meio do qual busca-se realização a todo custo.

Cabe-nos legitimar o desejo, e saber por que o sentimos. É verdade. Porém, melhor será se pudermos primeiro identificar a natureza do desejo para, então, poder (re)conhecê-lo e até vislumbrar sua realização ou um eventual interdito, se for o caso.

Se uma falta é traduzida por uma profunda carência interior, será inútil qualquer tentativa de supri-la ou de expressar afeto em relação a nós mesmos através da comida, das compras ou da conquista de algum tipo de poder. A falta permanecerá e continuaremos insatisfeitos.

(SE VOCÊ DESEJA REINVENTAR A VIDA, O DESEJO DE SABER DE SI É O PRIMEIRO MOVIMENTO EM DIREÇÃO À MUDANÇA.)

Jacques Lacan, psicanalista francês, que atuou em boa parte do século passado, afirmou que nossos desejos nascem por algo primordialmente perdido, cuja falta instiga a pessoa a reencontrá-lo na realidade em que vive. Hoje, isso tende a ser complexo uma vez que a contemporaneidade é hábil na oferta de falsas promessas de prazer e só faz crescer as inevitáveis insatisfações.

A frustração está no nosso dia a dia e em cada dia é causada pela sensação da falta.

Assim, os traços das psicoses modernas se inscrevem sutilmente, sem que sequer percebamos. A capacidade de permanência, a constância, a tolerância aos erros, bem como os limites naturais do cotidiano estão substituídos pela ultraidealização de "um-ser-perfeito-numa-vida-perfeita". Com isso, o contentamento simples, autêntico, se faz sem espaço para existir diante da atual realidade, da promessa do prazer supremo.

O corpo subjetivo acredita que existe algo além do que o corpo objetivo vive. É comum identificarmos pensamentos sob a linha do: "Não era isso o que eu queria, pois logo ali existe algo melhor a se conquistar." Assim alimenta-se a ansiedade, a impermanência e a insatisfação em proporções jamais vistas e muitas vezes são aplacadas com álcool e outras drogas para sossegar o que simplesmente deveria ser compreendido para ser apaziguado.

Hoje, as pessoas não suportam qualquer resíduo de vazio, de insatisfação... Como se fosse possível viver sem tais fatores. Qualquer objeção ou obstáculo à realização de um desejo parece insuportável. Vivemos uma busca de prazer incessante que nos tira do momento presente. As pessoas vivem com uma meta, e tem muita gente mergulhada na construção de um engano real, uma ilusão a respeito do vir a ser que as leva, na verdade, a viver em lugar algum.

Pensar a respeito do desejo que nos move é um exercício necessário no tempo em que vivemos e um modo de dominar o jogo intenso de forças internas que nos dividem. Dentro de cada um de nós há algo como uma cidade invisível, que guarda nosso eu. Ali, é possível encontrar regiões agradáveis, calmas, intensas, feias, carentes, setores de emergência. O tamanho dessa cidade varia de pessoa para pessoa e seu desenvolvimento implica renovação, e só acontece quando entendemos minimamente nosso plano de crescimento. Quando se fala em maturidade psíquica, entende-se que as histórias dessa cidade se redimensionam a cada dia e são devidamente acomodadas em nosso espaço, sem que isso signifique dor excessiva ou implique manter sufocado o nosso eu essencial.

Nasci numa família mineira e minha mãe tinha a concepção de que filho sadio se fazia com broa de fubá, canjica, muito doce em calda e feijão tropeiro. Passei a vida até ali como o "Mané Bolão", e representava o sucesso dessa mentalidade. Um dia olhei para mim e vi tudo que não havia percebido em meu corpo. Camisa em que a barriga aparecia entre os botões, um rosto redondo, e naquele momento, aos 15 anos, por um instinto me disse: "Enjoei de ser esta pessoa. Quero ser outro."

Num estalo comecei a fazer dieta e em praticamente um ano perdi 28 quilos e cresci 10 centímetros. Comecei a criar o Manoel de hoje a partir daquela decisão. Trabalhei o interdito em minha cabeça sem ajuda de ninguém. Se queria emagrecer, eu não poderia desejar o que sempre havia desejado.

- Aprendi ali, por experiência própria, o controle de mim mesmo, o controle sobre determinado desejo.
- Aprendi e utilizei mais tarde em outros aspectos que temos determinados desejos que não podemos desejar desejá-los.
- Aprendi a trabalhar as abstinências e as faltas que um interdito traz.
- Aprendi que as abstinências representavam hábitos condicionados, que a cada crise que eu suportasse estaria na construção de um ganho, na eliminação de traços em mim que não desejava mais.

Um dia, me olhei e tomei um susto: um rapaz de 17 anos, magro e que, sobretudo, carregava internamente a noção de força e do orgulho pessoal.

Para modificar, faça um exame delicado em si.

Observe qual o traço ou hábito que deseja eliminar de seus comportamentos.

Com os olhos determinados, reflita: "Tenho comportamentos prejudiciais ao meu corpo, ou aos meus relacionamentos, ou em relação ao meu trabalho?"

Se afirmativo, você carrega um inimigo em si.

Da mesma forma que devemos nos proteger daqueles inimigos externos, temos que igualmente nos defender dos nossos inimigos internos.

Qual o primeiro passo? Reconhecer o traço ou o hábito que constrói o seu prejuízo. O segundo passo? Se indignar consigo e decidir se libertar desse ditador que tiraniza você. O outro grande passo? Interditar o que deve ser controlado ou abolido.

Inscrever-se no modo terapêutico se dá através do "trato mental" que envolve o "tratamento" que se firma consigo mesmo.

> **QUANTO MAIS PROFUNDAMENTE VOCÊ OLHA, MAIS LUZ COLOCA NA PERCEPÇÃO DO QUE COMPROMETE A SUA QUALIDADE DE VIDA.**

O olhar do cirurgião é indispensável para realizar uma eficiente intervenção. Por pior que seja o aspecto, o olhar cirúrgico deve ser realizado em aliança com as mãos firmes que retiram o que compromete.

À medida que você se olha com clareza, se estabelece o contato com o "si", o grande pensante de nosso mundo mental.

Esse "si", a partir do desejo, se habilita a se tornar o nosso "cirurgião de si mesmo". Quanto mais se persevera no seu interdito decidido, mais você o alimenta de orgulho e segurança. Bem alimentado, ele se desenvolve e cresce, e com isso perfaz o nosso crescimento.

> **NAS GRANDES INTERVENÇÕES DE SI MESMO É QUE SE CONSTRÓI O POTENTE "AMOR A SI".**

Desenvolvi, a partir das minhas "interdições", o meu grande aliado, o "si cirurgião", que me defende dos inimigos, o que também aplica o remédio do amor próprio, que se formula na perseverança da decisão de vencer os tiranos internos.

Mais tarde utilizei essa noção clara para parar de fumar. Foi difícil, mas eu dizia a mim mesmo: "Nasci sem necessidade disso, fumar é um hábito emocional e físico adquirido, e tudo que eu passar como reação à falta do cigarro significará limpeza."

Enfrentei mil vontades de desistir, de voltar a fumar. Superei cada uma delas, derrubei-as a seco, sem qualquer recurso além da minha determinação, e me mantive sob controle para construir um outro de mim mesmo, uma pessoa definida pelo meu novo desejo.

Aprendi que os interditos controlam os ditadores internos que nos subjugam. O que sou hoje resulta das minhas interdições, das minhas escolhas conscientes e de meus firmes propósitos. Conquistei também a sossegada sensação de ter um amigo interno, aquele que me traz a certeza de poder contar com ele.

Acredito que a sensação de paz advém da certeza com que conseguimos realizar o bom combate. Aquele que venceu o inimigo interno.

SUJEITOS TERRENOS

O senso comum nos leva a pensar que somos iguais. Acreditamos que devemos agir como fulano ou beltrano, julgamos nossas ações tomando os mais próximos por parâmetro. Até aqui, nada errado. Isso é natural. Precisamos de parâmetros e de premissas que balizem nossas atitudes e percepções. Porém, é sábio considerar que nascemos com predisposições ou com naturezas bem particulares. Elas funcionam tal como terrenos, a partir dos quais iremos sentir e ressentir a vida. Observe como um mesmo acontecimento causa reações diferentes. Diante de uma motivação externa, cada um recebe a experiência ao seu modo.

Como afirma a psicoterapeuta francesa Isabelle Filliozat, em seu livro *Inteligência do coração* (Campus, 1998), mesmo os cérebros de dois gêmeos idênticos, que possuem o mesmo código genético, são morfologicamente diversos. Somos únicos.

Por isso, quando se tratar de descobrir como sentir prazer em sua vida cotidiana, atreva-se a apostar que o começo de tudo está dentro de você mesmo. Para compreender melhor tal conceito, considere que cada um de nós é moldado em um tipo de terreno. Este tem características peculiares e distintas que, em termos de natureza de constituição, o classifica em um dos três tipos: pantanoso, arenoso ou sólido.

Cada terreno determina uma forma de ser, de sentir os fatos, de produzir gestos e palavras. Com suas naturezas específicas, eles geram respostas diferentes para situações idênticas. Correspondem aos tipos inatos de estrutura psíquica que nos caracterizam. São solos situados a céu aberto sobre os quais aterrissam os acontecimentos que nos envolvem. São bases constitutivas do indivíduo e a partir das quais tudo será desenvolvido. Isso ajuda a compreender o motivo pelo qual um irmão pode reagir de modo mais frágil do que o outro, mesmo quando exposto a um mesmo contexto.

PANTANOSO

Uma pessoa constituída de terreno pantanoso é menos firme em sua estrutura. Isso significa que ela reage com maior suscetibilidade aos fatos naturais da vida, às faltas, aos medos e aos confrontos. O ser humano já tem alguma dificuldade intrínseca para acolher a realidade como ela é de fato e, no caso dos pantanosos, esse traço impeditivo aparece de forma ainda mais acentuada. São pessoas com predisposições frágeis.

Costumo relacionar essa natureza com a imagem de Veneza, na Itália. Com uma rica história, a cidade é de uma beleza indescritível e tem edificações que causam grande impacto. Mas são construções que, para serem mantidas, requerem atenção permanente e alicerces redobrados em sua fundação. Veneza afunda lentamente por não dispor de um terreno resistente o bastante para sustentar seu próprio peso.

Pense através de uma imagem de Veneza. A situação de um homem que depois de certo tempo começa a se sentir cobrado em excesso pelas responsabilidades derivadas dos papéis que assumiu. Viver a rotina da mulher e dos filhos gera uma sensação de grande sufocamento e consequente desprazer. Ele sempre reage à vida com esforço. Sem conhecer a fundo sua própria maneira de ser, julga que as situações a ele reservadas são sempre mais pesadas e complexas. Acaba por considerar a vida que leva insatisfatória e responsabiliza os outros por isso. Um equívoco clássico! O caos se instala nesse indivíduo, a ponto de fazer com que ele jogue tudo para o alto. No entanto, a situação não se resolve com esse tipo de atitude.

Para qualquer lugar que ele vá, qualquer que seja a vida que recomece, terá, claro, a si mesmo como base. Adianta derrubar as construções de Veneza para refazê-las? A questão está no solo, na resistência frágil que o caracteriza.

Uma nova vida pode ser edificada, mas, para que seja mantida firme, o que é necessário fazer? Reconhecer a natureza do problema, trabalhar a compreensão de todas as reações, sentimentos e sensações ao longo do tempo de sua história, para antes de tudo deixar de condenar o peso dos acontecimentos e a postura das pessoas em relação a si mesma.

Pense: uma pessoa de constituição física mais magra poderá se fortalecer e ganhar corpo. Para alcançar esta meta, ela deve começar por onde? É natural que haja um investimento de esforço e tempo. Somado a ele, através do desejo, da escolha e da disciplina, será possível constituir a massa muscular que trará resistência. No mundo mental, a história é semelhante. Nasceu mais suscetível à dor? Quer passar por uma transformação? Então, decida construir a pessoa do seu desejo. Você encontrará a "engenharia" necessária a partir da sua decisão.

ARENOSO

Trata-se de um terreno com doses extras de exposição e assentado sobre base de areia. As marcas nele surgidas até se definem, mas o mar chega e as apaga. Houve um tempo em que eu corria à beira do mar ou na areia fofa. O esforço era maior do que correr em solo mais firme, mas o exercício era extremamente agradável. Tive que parar no dia em que cortei meu pé em um caco de vidro. Guardei a recordação desses tempos e até hoje, quando corro e chego ao Posto 6 de Copacabana, lanço meu olhar para aquela curva, sinto a tentação de descer para completar a corrida diária de 8 quilômetros na areia. Não atendo, porém, a este meu desejo, sempre pensando em evitar o risco de me cortar de novo.

Na praia, não escapo de refletir sobre as muitas pessoas que encontro e são marcadamente arenosas em seus terrenos. Mesmo sem ter uma base estatística precisa para poder trabalhar com um percentual confiável, acredito que grande parte da humanidade caminha neste tipo de solo psicológico, de natureza arenosa, onde os acontecimentos ocorrem, deixam marcas, mas com a passagem do tempo são levados embora, conflagrando a erosão dos sentimentos desagradáveis.

O tipo arenoso tem essa faculdade de caminhar com certo esforço, mas tendo como contrapartida a facilidade de não se deixar tatuar facilmente pelos acontecimentos mais complexos. Ele não encontra na praia de hoje as passadas de um ano atrás, porque o mar avança suas águas e lava as marcas, como as lágrimas que brotam para lavar a alma. É impossível construir uma impermeabilidade absoluta para que as coisas não invadam nosso mundo interior. Mas temos sempre o recurso de não ficar presos a experiências ruins que só nos orientam para os caminhos de dor.

SÓLIDO

Um terreno sólido, como é de se esperar, oferece firmeza. Nele, as construções ganham uma base resistente. Eventuais abalos podem até criar fissuras e alguns comprometimentos, mas para danificá-las de modo profundo só com um incidente de grande intensidade.

No plano psicológico ocorre situação semelhante. Quando estruturado em terreno sólido, o indivíduo é naturalmente mais resistente, tem capacidade de enfrentamento mais disponível. Responde aos contextos com mais potência. No entanto, carrega com clareza os desafios de sua humanidade. O que isso significa? Apesar da sua força intrínseca, esse sujeito sente medos, tem inseguranças e volta e meia passeia pelas incertezas. A diferença é que a resiliência nata faz com que continue a se colocar em perspectiva, com possibilidade de encontrar saída para os labirintos que a vida apresenta.

Sempre que faço conjecturas a respeito dessa natureza resiliente, me vem à lembrança o personagem Aquiles, herói da mitologia grega que tinha o calcanhar como ponto fraco. A jornada desse guerreiro se cumpriu com alguma dose de fragilidade, de humanidade, apesar de toda valentia por ele demonstrada. Aquiles foi vencido quando se descuidou e acabou atingido no calcanhar.

A trajetória do herói guarda muita semelhança com nossa própria jornada, no que se refere à vulnerabilidade em cada passo do caminho e ao quanto podemos ser atingidos por medos e dores. Alguns indivíduos, como os pantanosos, são mais lembrados a respeito das fraquezas; os arenosos lidam um pouco melhor com as limitações; mas são os sujeitos de terreno sólido que têm a consciência do imponderável, do desafio de transformação que enfrentamos no dia a dia, estando mais atentos no sentido de evitar a ferida do guerreiro.

A luta pode ser consigo mesmo, com um inimigo externo, com o destino ou com o caminho. Não importa. A boa viagem pela vida se cumpre com audácia, desejo e amor às soluções.

Em Dubai foram construídas grandes ilhas artificiais, com aterros imensos de areia e modernas tecnologias de contenção. Sobre as ilhas foram edificados hotéis enormes, residências luxuosas, ruas lindas. Para que tudo se conserve em boas condições, um rigoroso trabalho de manutenção é feito. Tudo será intacto enquanto houver investimento para isso. O dia que abandonarem a rotina de cuidado e conservação, o feito provavelmente desabará.

NÓS TAMBÉM PRECISAMOS DE MANUTENÇÃO CONTÍNUA, DA VONTADE, DA DISCIPLINA, DO INVESTIMENTO NECESSÁRIO PARA CUMPRIMENTO DAS METAS QUE CONSIDERAMOS ESSENCIAIS. INDEPENDENTEMENTE DO TERRENO QUE NOS CONSTITUI, BUSCAMOS A FELICIDADE, O PRAZER, O PERDÃO. SOMOS OBRA EM CURSO.

2. NOSSOS EUS / OS PARADOXOS

A psicanálise não é uma vidência. Ela nos fornece subsídios para administrar a existência naquilo que ela traz de mais trivial, mas também no que revela de excepcional. Propõe o desafio que os leva a pensar nossos "eus" de forma menos formal, porém sem complacências levianas, com mais generosidade e amor em relação a nós mesmos.

O LADO OBSCURO

Freud revelou a linguagem do inconsciente e com isso inaugurou na vida humana um modo de pensar.

O inconsciente nos fala através de um vocabulário, ou seja, ele tem um idioma próprio. Se um japonês conversa no idioma dele e você não conhece o vocabulário, será incompreensível e o diálogo se tornará impossível a não ser por um modo aproximado e impreciso. O diálogo claro consigo mesmo envolve o conhecimento do idioma do mundo psíquico.

Se aprendemos essa linguagem, passamos a nos compreender e nos interpretar sob as falas do vazio, das neuroses, dos sentimentos, das emoções e de como e por que somos constituídos de uma forma ou de outra.

Muita coisa nas áreas humanas evoluiu neste mais de um século do início do saber freudiano. Um espectro cada vez maior se abriu para que possamos estabelecer um olhar de compreensão das zonas obscuras de cada um de nós. Como se entrássemos numa gruta a princípio inacessível e descobríssemos um mundo repleto de vidas.

O mistério se desfaz sempre que procuramos sabê-lo.

Assisti a uma entrevista do cineasta Darren Aronofsky, na qual disse ter o hábito de ler livros de filosofia e que durante uma de suas reflexões decidiu dirigir o filme *Cisne negro* (2010), estrelado por Natalie Portman, pois desejava um tema que abordasse a necessidade de conhecermos o nosso lado sombra, aquele que às vezes inspira em muitos o temor de entrar em contato.

No filme, a protagonista Nina tem uma mãe que quando se casou abandonou a carreira de bailarina e, para se compensar, projeta na carreira da filha a chance de apaziguar a frustração trazida por esta renúncia.

Nina foi escolhida para estrelar o balé *Lago dos cisnes*, nos papéis de Odete e Odile, o cisne branco e o cisne negro. Na tradição das grandes companhias de balé, a mesma bailarina dança os dois papéis. É um desafio e uma grande oportunidade para exercer no palco técnicas diferentes e a plenitude de seus talentos dramáticos. Para isso ela terá que encontrar o lado obscuro.

Nina, para desempenhar o cisne negro, teria que deixar aflorar a mulher que é abafada pela mãe que a controla e infantiliza.

Finalmente desempenha no palco com perfeição esse encontro dos dois cisnes em si mesma. A princesa e a sensualidade se unem na Nina bailarina, mas impedida pela culpa de transpor para a vida real esse encontro, causa a própria morte.

A mãe de Nina me faz pensar num relato que ouvi sobre o mundo animal. Uma leoa, quando tem os filhotes, às vezes elege um deles para si e o cobre de lambidas, dedica cuidados de um modo um tanto tenso, até o momento em que o filhote, rendido por tanto "amor", é paralisado e devorado pela leoa. Que se faz a "mãe devoradora".

Há no filme a tensão explícita dessa leoa terna, trêmula de amor devorador.

As lambidas estão envenenadas pela incapacidade de considerar o outro como uma pessoa com demandas próprias.

Sem direitos, Nina se oferece ao desaparecimento. A morte se torna, portanto, o único lugar onde pode existir já que na vida está impedida. A morte da bailarina simboliza muitas mortes que as pessoas estabelecem em si.

Quantos morrem para as possibilidades, impedidos e devorados pelas culpas em se expandir e em até sentir prazer nos bons momentos.

Poderíamos pensar que, no caso da leoa, falta a presença de um leão que fosse capaz de interditar essa fusão destruidora. No filme, a ausência do pai simboliza essa falta de um terceiro impedidor dessa relação simbiótica e mortal.

Na vida, a presença de um terceiro com um olhar distanciado, representado também pelo olhar do analista, pode fazer romper essa fusão perigosa, mas para isso o ser que está rendido deve estar com o desejo intenso de sair da zona de carinho envenenado, desse hábito ilusoriamente confortável, mas mortal para a vida que vale a pena.

O processo de tomada de consciência, ao mesmo tempo em que inspira uma promessa de prazer, quase sempre coloca em questão nossa disponibilidade para a mudança, nossa disponibilidade para sermos humildes diante do reconhecimento de que determinadas premissas há tempos instaladas são incorretas à vida boa. Muitas vezes é preciso dar meia-volta e reconhecer: "Estou errado no modo de perceber e pensar." Seguir adiante no caminho de conhecer a si próprio é instigante, mas requer que se esteja imbuído de tal desejo.

Nesse tema do reconhecimento do lado obscuro, recorro também à reflexão sobre nossas ambiguidades.

Nossos complexos paradoxos. O lado bom e o lado mau, a vovozinha que contém o lobo mau, e a chapeuzinho vermelho ingênua em sua infância ainda não sabedora desses aspectos e, portanto, isca fácil. Temos também o lado lobo em si mesmo, aquele que devora os nossos sonhos.

Como no filme de Aronofsky, temos um lado na nossa estrutura que é comparado ao cisne branco, alimentado pela crença no amor, no prazer e na felicidade. Um lado que nos permite estarmos disponíveis ao prazer equilibrado. Simultaneamente, temos outro que coloca em risco o encantamento pela vida. Muitas vezes, quando uma pessoa olha a vida dela de um mirante, tudo está bem, mas sente em si um desejo obscuro de agressividade, de destruição do lado bom das coisas. Carrega uma bomba em si, que, se deixar explodir, machuca pessoas e momentos.

No filme há uma cena de que gosto muito, altamente simbólica, em que a bailarina começa a rasgar a própria pele, mutilando-se, para arrancar as penas pretas. Pensei, naquele momento, nas pessoas que arrancam a qualquer preço esse lado sombra, mas que o fazem como forma de negação desse aspecto em si. Ao estilo "não quero pensar nisso, não quero falar disso, prefiro viver a minha vida como está". Carregam a melancolia que não sabem nomear, mas que se origina da amputação de si.

Essas pessoas, ao arrancarem seus olhos dessa percepção, mutilam junto a faculdade de perceber as próprias zonas perigosas e devoradoras das possibilidades, de criarem formas mais interessantes de estarem no mundo.

Nessa amputação de percepção, se fazem permanecer na vida através das próprias zonas comprometidas e sombrias.

Há quem suponha que a solução esteja em procurar uma mágica química, que simplifique logo a vida e seja capaz de eliminar a plumagem negra sem maiores dores. Quem vai por esse caminho talvez desconheça que autoconhecimento é também perceber os aspectos boicotadores de si, é entrar em contato com nosso lado obscuro. Afinal, o que é o lado sombra senão uma parte integrante de nós? Ele existe dentro da nossa estrutura de vida. O imaculado se mistura no tempo ao maculado.

O AMOR E O PODER

Quantos casamentos estão por aí para ilustrar tal questão? No princípio, é uma maravilha. Mas o obscuro chega e faz com que a pessoa olhe para a cena estabelecida e tenha o encantamento roubado, como se algo lhe roubasse a capacidade de estar em paz com a escolha realizada.

Na infância, quando o boneco quebra ou o carrinho perde as rodas, tem pessoas que desprezam e encostam o brinquedo. Também é comum se cansar do brinquedo e esquecê-lo dentro do armário sem qualquer compromisso com aquilo que foi vivido com ele. A sociedade narcísica desenvolve esse aspecto, por meio do qual as pessoas agem como se tivessem 5 anos. Cansou, guardou. Cansou, desprezou e ponto final na relação.

Uma vez que estejamos conscientes da muito provável ocorrência desse desencantamento, tudo pode ser diferente; afinal, a imperfeição está contida na beleza. Talvez pareça lugar-comum, mas, com esses dados em mãos, olhamos em volta como quem realmente pode ver um cenário claro. A sua felicidade talvez já esteja bem ao seu lado, mas fique alerta porque há outra faceta sua que vai trazer a sombra, empalidecer essa satisfação.

O casamento, numa perspectiva de longo prazo, é terreno fértil para observar isso. Com muitos casais, em uma convivência de dez anos, ou até menos, o lado obscuro entra na história e empalidece o olhar dos cônjuges. É por essa razão que certas pessoas não conseguem viver para sempre com ninguém: elas teimam em reeditar única e diariamente o olhar do cisne branco, e isso não é autorizado pelo nosso psiquismo, que não comporta uma situação assim. Somos essencialmente humanos e duais: luz e sombra, céu e inferno, anjo e demônio. Como disse, há imperfeições contidas na beleza.

Outro aspecto da nossa estrutura psíquica a se observar é a busca constante pelo poder, mesmo em uma situação afetiva na qual, por exemplo, o pressuposto é de entrega plena, do compartilhar, da compreensão. Em certas relações amorosas, a afetividade entra em segundo plano e o que predomina de fato é a busca de controle sobre o parceiro. Isso se dá muitas vezes de forma não consciente. O que explica recorrentes situações de posse, ciúme e crítica. E não só entre parceiros, mas também com filhos, amigos.

Todos nós temos um lado encantador, vide o amor, no caso da mãe da bailarina. Mas esse amor tem sua faceta de obsessão, de inveja, maldade e medo da perda. Antes que você estabeleça qualquer juízo de valor e decida se isso é certo ou errado, considere primordialmente que tais aspectos ambivalentes estão contidos no ser. A maldade pode ser do tamanho do amor que se tem por alguém. Essa é a parte difícil de compreender. "Mas ele te ama!", diz a amiga. Ama tanto quanto a perversidade que exerce sendo mau e, neste caso, o mais saudável é renunciar àquele amor.

**(EXISTEM AMORES BANDIDOS.
AMORES QUE NÃO PODEMOS AMAR.)**

Se o parceiro diz que ama, a pessoa trata logo de isentá-lo do papel de mau e tenta acreditar que a presença do amor valida a relação! É aí que a bailarina morre! É aí que ela não consegue vencer a mãe e se apega à ilusão de um amor, subestima a maldade daquela mesma mulher que a amava tanto quanto a invejava.

Isso é muito forte, porque um filho pode nos amar muito e também ser muito mau. Um marido pode amar a mulher; uma mãe e um pai podem nos amar e todos podem ser muito maus mesmo assim. Acreditar no amor é fundamental na vida, pois não vivemos sem o outro. Somos seres sociais. No entanto, precisamos compreender que na humanidade existe o aspecto Caim, que mata seu irmão Abel por ciúme, por inveja. A passagem bíblica nos anuncia o lado "B" de cada um.

Quando se trata de luz e sombra, o assunto é vasto e oferece campo fértil para discussão. A mensagem essencial que desejo passar neste momento é sobre a identificação do lado sombra e a consequente possibilidade de mudança de vida.

Há pouco tempo houve uma história que mobilizou muitos pensadores das áreas humanas. No centro da cena estava o feito de Antonia Roca, italiana, 51 anos, portadora de esclerose lateral amiotrófica. A doença incapacitante mantinha a senhora em cadeira de rodas há quatro anos. Até o momento em que ela decidiu fazer análise. Depois de alguns poucos meses de terapia, disse ao médico que a acompanhava: "Não aguento mais morar dentro de mim mesma. Eu preciso desistir de ser ela, essa pessoa que fica me trazendo tudo isso de ruim." Quatro dias depois dessa percepção declarada, ela começou a apresentar melhoras.

Como ela, muitos de nós conhecemos esse sentimento, a sensação de estar no limite e não suportar a própria morada. Foi em análise que Antonia "desistiu" de uma parte de si mesma que estava adoecendo.

Mais próximo de nós, temos uma atriz que correu risco de morte ao enfrentar uma leucemia, disse em entrevista que, diante da total falta de defesas de seu organismo e frente ao isolamento ao qual teve que se submeter depois de um transplante de medula óssea, passou a "pensar em cores". Num depoimento emocionado, ela comentou: "O impressionante é que comecei a tirar todos os defuntos que moravam dentro de mim, vestígios de sentimentos que já tinham morrido. Tirei vários, todos aqueles que me atrapalhavam."

Quantas vezes a gente guarda sentimentos que representam memórias de fatos morridos, passados? Uma determinada história aconteceu há anos e a dor persiste ali, continua consumindo. Diante de uma decisão consciente talvez seja possível arrancar aquela parte que vai gangrenar o restante da existência, impregnando-a de uma falência. Quando percebemos o peso desnecessário que carregamos de "sentimentos defuntos" passamos a tocar a possibilidade de renascer.

Quando ela se despediu dos defuntos internos, a atriz não só eliminou coisas ruins, mas livrou-se, como ela mesma contou, de saudades, da frustração da espera de uma gravidez que nunca veio, das amarguras e do peso do não conseguido. Purificou sua mente e, com certeza, também a existência.

A psicanálise nos dá as ferramentas que ajudam na construção desse processo. Há quem invista em roupas, sapatos, novas tendências. Muitas pessoas ornamentam o corpo com todos esses itens, porém esquecem que o diferencial de uma pessoa pode não estar aí, mas sim naquela "bolsa Freud", na qual é possível colocar o que é imprescindível para as emergências da vida. Poucas pessoas guardam uma assim, eficiente o bastante para acompanhá-las em conquistas que não podem ser roubadas e que possam vestir a alma num alto padrão de pensamentos reflexivos.

PENSAR TODO MUNDO PENSA, MAS PENSAR BEM... É OUTRA QUESTÃO.

Quando Cissa Guimarães, quinze dias depois da perda do filho, voltou ao trabalho no teatro, mostrou ter o diferencial ao qual me refiro, as ferramentas fornecidas pela psicanálise, ou uma "marca budista" na alma, constituindo um desenho muito mais valioso do que aquele montado por acessórios de moda. Ela foi obrigada a caminhar nos saltos da vertigem e buscou equilíbrio no saber das evoluções, das sublimações, por entre caminhos nos quais a alma caminha numa roupa de corte perfeito, numa aliança com a vida inteligente.

Mais do que compartilhar intelectualismos, reflexões acadêmicas, eu desejo, como psicanalista, também apontar as histórias de quem está por perto para que você se reconheça nelas. Isso sempre inclui abrir enredos e informações sobre minha própria vida.

Desde os 15 anos, venho reinventando o Manoel. Num primeiro momento foi preciso ter disciplina e superar a obesidade. Perdi, no total, 32 quilos. Mais adiante, a barreira a vencer era a timidez. Depois eliminei o cigarro, ultrapassei o trauma das mortes súbitas de meu irmão e de minha irmã. Passo por tudo, atento ao meu grande princípio existencial que é recusar qualquer modo de viver que me separe da felicidade.

O importante é sempre encontrar uma "amorização" aos modos de viver que nos aproximam da felicidade.

Para quem deseja ser aprendiz, tudo pode ser o mestre. No infeliz aprendemos o que devemos evitar. Os que superam sempre nos falam através de suas lutas sobre o bom combate.

3. RESGATAR A VIDA

Claro que vamos continuar carregando dentro de nós as pessoas que já fomos, talvez a criança tímida, a mulher deixada pelo marido, o empresário que foi à falência ou a mãe que perdeu o filho. Não importa qual tenha sido a sua provação. Se houver um investimento para transformar, haverá um novo eu a ser colocado em prática. Essa é a verdadeira sustentabilidade do ser.

CORDAS ROMPIDAS

A realização de uma pessoa depende do grau de identificação que ela possa encontrar em cada atividade que realiza e nas pessoas com as quais convive. Essa é a fonte que alimenta o mundo psíquico. Nós nos alimentamos das identificações. Há quem tenha olhos apenas para as diferenças e os desafetos. Há pessoas que desconhecem que nosso ser se nutre das afinidades.

Para se ter uma ideia prática do que isso significa, um bom exercício é verificar se você tem para cada dedo de sua mão direita uma identificação. Consegue pensar em cinco coisas para pegar com força? E na esquerda? Consegue identificar cinco motivos para não estar na vida? Nessa matemática do pensamento podemos avaliar e encontrar para cada ponto ruim ou desconfortável um fator favorável para permanecer.

Para facilitar a compreensão desse conceito, vamos imaginar que o ego seja um macaquinho e que cada identificação seja um galho pelo qual ele alterna seus movimentos. A árvore é frondosa, o macaquinho pode circular à vontade, saltando de uma identificação para outra. De vez em quando, ele erra o cálculo ou então um galho cede. Em queda, o ego se depara com o corpo de dor, sobre o qual repousam decepções, mágoas e perdas.

Dentro de todos nós, há uma parte que se nutre do sofrimento, que vive através dos conflitos e das dores. Por exemplo, um caso de traição no casamento. Vamos considerar que a mulher descobre a traição do seu marido. Após um período de crise, ele se arrepende, pede para permanecer no casamento. A mulher reluta, mas cede e decide aceitá-lo. Por maior que seja o nível de entendimento firmado entre o casal, a identificação que a mulher tinha com o mundo exterior e que era especificamente construída pela relação amorosa fica abalada. O macaquinho, nesse momento, perde altura e toca no corpo de dor. Quando uma ou mais das nossas cordas de sustentação sofre um dano ou se rompe, a vontade de viver do ego fica comprometida. O macaquinho cai.

A solução aparentemente mais fácil seria largar uma corda por outra. Fácil na teoria, mas dificílimo na prática e tampouco necessariamente a ideal. Sabemos da importância de se manter em pé, mas muitos não sabem como. Afinal, qual caminho tomar?

Vencer uma dor requer esforço. As pessoas ficam à espera de que ela passe por si mesma, ao bel-prazer do tempo, trancam-se em casa, restringem programas. Mas, por que é preciso esperar a dor passar para retornar à vida? Qual o ganho na decisão de alimentar dor com mais dor?

Esse é um caminho de equívoco. Se uma corda rompeu, segure mais forte nas outras. Evite se enfeitiçar pelo mantra "estou tão sofrido, não tenho energia, não vou a lugar algum!". Lute para impedir que esse aspecto se cristalize em você.

SEGURE COM A MÃO DIREITA AQUILO QUE TRAZ MOTIVAÇÃO, ÂNIMO E VONTADE DE ESTAR NA VIDA. A DOR, SEM DÚVIDA, É UMA FERIDA, MAS NÃO SE ESGOTA. ELA FORJA MUDANÇAS, PEDE CONTINUIDADE: O BALÉ DANÇADO NA PONTA DOS PÉS EXIGE MUITOS ENSAIOS, LEVEZA SOBRE CALOS DE DOR. NA PERSISTÊNCIA, SE ENCONTRA O PONTO DE EQUILÍBRIO NA COREOGRAFIA DA SUPERAÇÃO.

A personagem Becca, vivida por Nicole Kidman no filme *Reencontrando a felicidade* (2010) é um exemplo de como a maioria das pessoas, por desconhecimento, preguiça, falta de disciplina ou outros motivos, está sujeita a errar a mão no momento de definir a medida da dor à qual acabei de me referir há pouco.

Os primeiros minutos do filme são enigmáticos. Percebe-se que os personagens cercam-se de mútuo cuidado. Só mais adiante se compreende *a razão*. Oito meses antes, o casal Becca e Howie perdeu o filho pequeno e desde então tentam lidar com essa dor. Eles procuram ajuda numa terapia de grupo, que funciona bem para Howie, mas não para Becca. Trancada em si mesma, lida com a dor de forma quase doentia, tomando-a mais como uma companheira do que algo a ser superado.

A morte está discretamente presente e essa mulher seguiu o caminho do desencontro. Após a perda do filho, ela tornou-se o próprio corpo de dor. Aos poucos, abriu mão da vida, das cordas nas quais poderia se segurar para enfrentar a terrível perda.

Mesmo tendo ao seu lado um sensível e bom marido, ela silenciou. Diante das tentativas dele para manter a relação, ela cercou-se de barreiras e, quando Howie tentou se aproximar fisicamente, ela se fechou em si mesma. Claro! A partir da morte do filho, ela soltou todas as cordas: a do marido, a da sensualidade, a dos amigos... O mergulho no corpo de dor se tornou cada vez mais profundo e o corpo físico somatizou, enfraqueceu. Passou a sentir as dores que tinha relação com tudo aquilo que enterrou junto com seu menino. Seguiu um destino que pertencia ao outro e se misturou à morte.

Se Becca tivesse atendido ao chamado do marido, teria segurado com a mão direita o chamado à vida. O primeiro passo na superação teria se realizado. É importante saber que em situações de vida dolorosas é necessário encontrar uma permissão de viver o prazer, apesar da presença da culpa. Não espere se sentir pronto para isso. Com generosidade, compreenda que o sofrimento só passa quando há uma reação que venha acompanhada de uma efetiva disponibilidade para sair do corpo de dor, para, então, voltar a lidar com as cordas que ainda restam após um trauma.

Se possível dentro de situações semelhantes, o caminho está em reiniciar a estruturação psíquica para criar a nova pessoa que se precisa ser. Libere-se para autorizar até aqueles que eventualmente tenham causado a dor a lançar uma corda de sustentação. Apoiar-se no que chamo de "fé socrática", que representa a identificação com uma ideia que a sustente. Encontrou algo para ajudar a prosseguir? Siga em frente e impeça que alguém critique ou ironize seu processo. O que de melhor essa pessoa que o critica oferece para colocar no lugar? Defenda suas novas cordas e siga.

Saiba que crítica excessiva é o meio mais comum de exercer o poder perverso. Ao abalar o sentimento de autoconfiança do outro, o crítico se potencializa no testemunho de conquistar o controle das emoções. Satisfaz o prazer neurótico. Quando você se sente menor, faz o outro se sentir maior. Uma gangorra se estabelece como um sistema na relação. Às vezes não conseguimos modificar o outro, mas podemos fazer com que se saiba que não estamos sob sua influência. Limites precisam ser dados e isso já será um ponto importante. O outro avançou além da conta? Sinalize isso sem medo. Estabeleça o interdito e você verá que, aos poucos, seu tamanho tenderá a crescer diante do outro. Temos dois tamanhos: um balizado pela altura física e o outro subjetivo, definido a partir do nosso sentimento em relação às outras pessoas. Se você se sente diminuído, o outro o vê pequeno. Pense bem.

No caso do filme, Becca começou a pensar e a mudar suas atitudes após passar a conviver com o rapaz que provocou o acidente que levou o filho à morte. Ao conviver, de certo modo, perdoa e restaura aos poucos as ligações com o mundo exterior.

Ela inicia o perdão.

Na minha história de vida, a partir do encontro com o conhecimento a respeito das idealizações que atuam como expectativas e são projetadas em relação aos nossos pais, comecei a perceber minha mãe e meu pai com a humanidade que o olhar maduro nos permite alcançar.

As atitudes que considerava imperfeitas, e que geraram em relação a minha infância alguns ressentimentos e desencantos, passaram para o estágio da compreensão e libertação de uma umbilical necessidade.

Ao perdoar em mim mesmo os meus pais, rompi também com a infância ressentida, com o meu menino exigente, que, aliás, todos temos de alguma forma.

Essa nova visão purificou minha história, resgatou momentos, e passei a me alimentar do que de bom continha em cada um deles através do olhar que a análise me constituiu.

Retifiquei minha interpretação das circunstâncias, das atitudes, das falas e construí uma sensação de liberdade inédita em minha vida.

Retirei um menino encolhido, que morava em meu interior pressionado e ansioso por se sentir de certa forma injustiçado e ferido.

Retirei o menino que estava magoado e coloquei no lugar amor, perdão e libertação.

Nossas tristezas sempre envolvem a presença da mágoa com a própria história.

A mágoa com a vida, pela perda, pela doença, pela traição, pela violência.

Enquanto não nos pacificamos com o acontecido, permanecemos como a personagem Becca, paralisados.

Soltar a mágoa nos libera para pegar as cordas do perdão e da libertação.

TURVA VISÃO

Diante do contato com uma notícia que nos amputa algo de que gostamos, vivenciamos de imediato a "sideração". O que isso significa? A incapacidade do confronto com a realidade de uma perda. É, portanto, quase inevitável pensar "não é possível, não é comigo, tem um erro". Perder dinheiro, uma situação social ou um casamento é assombroso porque o ego tem uma visão turva e não enxerga saída no mundo real. Sabemos que não há uma preparação para o enfrentamento de adversidades. Como posso aceitar uma traição, se não abri mão do meu companheiro em favor de outra mulher? Como posso aceitar o fim de uma relação, se ela é minha e não quero encerrá-la? Como posso aceitar a morte de um filho, se ele me pertence e só pode partir quando eu autorizar? A construção desse tipo de pensamento parece absurda, mas é a expressão literal do conflito que se estabelece com a perda.

Estou absolutamente convencido de que a aceitação é impossível se não houver uma grande elaboração. A elaboração de um luto envolve a renúncia ao objeto perdido. É uma questão de posse, de apego. Esse aspecto nos permite compreender as razões pelas quais volta e meia insistimos em pessoas ou vivências que levam ao sofrimento.

O ego não abre mão, ele não é uma estrutura primitivamente elaborada para que absorva o conceito profundo da felicidade num só movimento. Na verdade, ele se apoia na posse. Sofre com a perda, mesmo que seja de algo ruim. Muitas vezes, o medo de perder nos faz escravos. Não por acaso, diferentes correntes religiosas e filosofias místicas, entre elas a cabala, falam em "buscar a liberdade em relação ao inimigo interno" ou "sair da escravidão do Egito" ou "combater o ego".

A ANÁLISE AJUDA A NOS COLOCAR EM UM LUGAR ELABORADO. ELA NOS RESGATA A SENSAÇÃO DE POTÊNCIA E DE CONFIANÇA POR DESCOBRIR EM SI UM ALIADO NO RESGATE À VIDA.

4. RITO DE PASSAGEM

A mudança é uma escolha, um ato do pensamento, e não só do sentimento. Quanto tempo mais será necessário para abandonar confortos indesejáveis, inclusive o da dor?

CAMINHO DA LIBERDADE

O estudo a respeito de como somos constituídos me ensinou muito. Revelou o sentido das sensações e dos sentimentos portados em nosso corpo subjetivo. Somos estruturados, conforme Freud definiu, por três eixos fundamentais – id (isso), ego (eu) e superego (supereu) –, que integram nosso aparelho psíquico. Cada ser apresenta uma composição dessa tríade em si.

Longe de querer esgotar o tema, me amparo em determinados elementos para desenvolver minhas reflexões sobre nossas estruturas.

O ego representa, entre outros aspectos, a nossa parte que precisa encontrar identificações no mundo exterior. Ele estabelece ligações e também consolida as cordas de apoio, como forma de sustentação do indivíduo. Deve ser essencialmente pautado pelo princípio da realidade, ou seja, pelo aprendizado do que a vida pode realmente oferecer diante das necessidades que a ele se impõem.

Já o id está relacionado ao impulso inicial, à pulsão, ao prazer. Não conhece limitações morais e éticas. É força motriz que atua sobre o ego.

O superego, por sua vez, é o leão de chácara que coloca limites na história! Pode-se dizer que é a parte *moral* da mente humana e representa os *valores* da sociedade. Hábil em alternar punição e recompensa, também atua sobre o ego, num constante jogo de forças com o id.

Somos seres que necessitamos de vínculos, de elos de "cordas" nas quais nos seguramos para nos apoiarmos. Não há possibilidade de viver sem elas. Quando, por acaso a vida nos retira algo, para que possamos sobreviver, temos que obedecer a esse instinto e buscarmos uma nova corda de sustentação.

O seio materno é a primeira experiência relacionada à referência externa de apoio ao ser. Não é por acaso que, diante dos processos mentais conscientes ou inconscientes de um indivíduo, o fator "seio mãe" seja tão relevante. É o nosso mundo inaugural ao encontro do que necessitamos.

Pode haver variantes no caminho de cada pessoa, mas, de modo geral, sem o simbólico "seio materno", o ego fica comprometido ou ressentido com a falta dessa experiência e desenvolve algo como uma predisposição à descrença no outro. Passa a ter dificuldade para estabelecer vínculos equilibrados. Poderá vivenciar uma incapacidade de fidelizar-se aos amores eleitos na vida. Viverá as relações com momentos de agressividade.

Afora proporcionar a importantíssima experiência de contato físico com o outro – expressada em afeto, troca –, o seio materno representa o encontro de alimento, de sabor e de prazer. O ego quer a corda e, para ele, a ligação afetiva basta.

Quando a criança passa do seio para a mamadeira, o psiquismo registra essa etapa considerando já não ter o mais desejado dos alvos, mas absorve, gradativamente, a certeza de encontrar um substituto. Por essa razão, é muito importante que a mãe tenha coragem de efetuar as transições com equilíbrio: neste momento, o psiquismo da criança apreende que, na falta de algo, instintivamente é possível procurar uma saída. Vislumbrar um modo de sanar a falta. A corda que a mãe ofereceu vai ser substituída. É a nossa entrada no mundo das relações.

Ao amamentar seus filhos, a mãe assegura a possibilidade de suas crianças construírem uma experiência inconsciente e instintiva de acolhimento e certezas. É esse aspecto que Donald Winnicott denominou de "seio bom". E essa percepção tende a ser mais sólida, se tivermos tido a sorte de ser cuidados por uma mãe suficientemente boa – não aquela que dá exatamente aquilo que desejamos, mas o que o nosso psiquismo necessita. No fundo, o amor que vivenciamos na vida adulta, o que direcionamos às outras pessoas e atividades, é um intrínseco processo de busca, no exterior, daquilo que foi recebido um dia.

> **SEMPRE DIGO QUE O AMOR ADULTO É UMA FORMA DE GRATIDÃO AO AMOR DA NOSSA INFÂNCIA.**

Com isso, quero mostrar que desde a mais tenra infância há um deslocamento, tanto com a mudança e a evolução das cordas que nos ligam ao meio externo, quanto com a experimentação do prazer.

Todos nós passamos por esse processo. Por maiores que sejam as críticas que tenhamos em relação às nossas mães, cabe sempre considerar que o que fica delas em nós, não são somente os gestos e a fala doce, mas sim a experiência atávica de sobreviver às perdas. Costumo dizer que toda pessoa sobrevivente, que supera reveses, teve amor.

(TODA PESSOA QUE BUSCA VIVER BEM REVELA UM INSTINTO DE AGRADECIMENTO. DE GRATIDÃO PELA ESTRUTURA PSÍQUICA CONSTITUÍDA.)

Há quem me pergunte se o não estabelecimento dessa corda inicial – e estou me referindo aqui ao chamado "seio bom" – compromete o desenrolar da vida de uma pessoa, se traz reflexos indesejados ao longo dos anos. De algum modo, sim. Nessa cena complexa, há casos especiais, como o de indivíduos que, na tenra idade, foram alimentados por amas de leite. Ainda que indiretamente, eles foram levados à experiência das cordas. E o importante é que a ligação com o meio externo se estabelecem de alguma forma.

Quando há a falta total do "seio bom", a vontade de viver pode se tornar frágil. Há considerável probabilidade de que indivíduos expostos a esse tipo de privação, passem a ser alimentados artificialmente, recorrendo à química – remédios, álcool e outras drogas – porque não puderam viver a verdade do bom acolhimento.

Não é preciso ir longe para entender. São maneiras de buscar aquilo que está faltando, porém pela via do que é autodestrutivo, dentro do seguinte raciocínio inconsciente "Já que não houve amor por mim, procuro me salvar com o que me destrói."

Perdoar o destino, no entanto, é fundamental. Perdoar através da compreensão profunda de que as pessoas não acontecem na nossa vida do modo como precisamos. Às vezes aquém, outras vezes além, elas existem em nossas vidas da forma que podem e cabe a nós ter responsabilidade sobre o que nos legaram. Perdoar a nossa história significa abrir-se para uma nova vida.

Aprender a reconhecer certos aspectos da sua vida é admitir que você precisa estar no comando de si diante da sua história. Não dá para transferir a responsabilidade para terceiros e nem se deixar levar pela crença em uma tecnologia que realiza milagres. É possível aprender a conduzir a si mesmo e cumprir uma trajetória, com flexibilidade para lidar com as nossas dificuldades. Tudo o que conquistamos é fruto de um aprendizado. Aprendeu errado? Busque nova formação. Ensinaram errado? Busque outras fontes. A principal ideia aqui é: comece a viver a vida que vale a pena ser vivida.

O ego, conforme mencionei, nos leva a buscar a criação dos vínculos afetivos de modo que as relações sirvam de base estruturante para a nossa existência. Quanto mais saudáveis forem as identificações, maiores as chances dos vínculos serem construtivos. Serão eles que terão o potencial para nos salvar de termos uma vida em queda.

Já viveu uma circunstância sem nenhuma identificação? Se afirmativo, você bem sabe o quanto é difícil permanecer. Daí poderá imaginar o que significa uma relação sem identificação.

Além desses vínculos afetivos necessitamos estabelecer elos com ideias, conceitos filosóficos e psicológicos que nos amparem e sustentem. Uma citação pode nortear nossos discernimentos sobre as situações. A essa crença intelectual eu denomino de "fé socrática". Essa fé racional atua também como uma corda de sustentação.

O IMPORTANTE É SEMPRE LEMBRARMOS QUE ESTAREMOS MAIS INTEIROS E MAIS PROTEGIDOS QUANTO MAIS PUDERMOS DISPOR DE CORDAS DE SUSTENTAÇÃO.

Aprendi numa das conferências psicanalíticas de Paris, organizadas pelo psicanalista Juan-David Nasio, que tudo em que acreditamos de modo profundo se mistura a nós como uma eucaristia intelectual. Somos devoradores de ideias e devemos, como tais, procurar as que promovem boas percepções, que serão migradas para nosso país interior.

Segui entre tantos outros o pensamento do escritor francês Victor Hugo que disse: "Resistimos à invasão dos exércitos; não resistimos à invasão das ideias." As ideias amadas, identificadas, ignoram as fronteiras, se esparramam e contagiam aqueles que se deixaram impregnar pela mensagem. "As ideias são mais poderosas que os exércitos", dizia Ludwig Von Mises para os seu soldados.

O filósofo alemão Friedrich Nietzsche escreveu com grande propriedade que "a vontade só existe onde há vida". Nas entrelinhas, o que também podemos ver nessa ideia é que: enquanto estamos vivos nada nos sacia inteiramente e sempre haverá uma vontade nova.

Por consequência, haverá uma nova ligação a se estabelecer, uma nova corda para descobrir. Há, sem dúvida, um lado negativo relacionado ao querer excessivo. Mas há também uma faceta positiva nessa questão da busca infinita, que pontua o pulsar da vida.

SER "INUMINADO"

Para os povos primitivos as cerimônias formavam um rito de passagem, onde os participantes se adornavam de modo especial, semelhante ao que fazemos ainda hoje. Tal como nossos antepassados, vestimos roupas especiais e sem que muitos saibam a razão subjetiva, através delas endossamos uma nova fase da vida.

Os magos, os feiticeiros, tinham uma indumentária para os rituais que os colocavam num estado de transe chamado "estado númen".

O que isso significa? Ser tomado por uma identidade relacionada ao papel que a cerimônia define. Em nada se refere aos estados de possessão espiritual que significa ser alterado por uma intervenção exterior.

O númen pode ser compreendido como uma transformação interna, realizada por uma profunda identificação com o papel condizente ao rito.

Como se a menina se transformasse em mulher ao vestir-se de debutante através da identificação interna e profunda com a nova fase. Estar possuído, através desse prisma, é estar imbuído em ser.

Tudo na vida para ser realizado necessita de um rito de passagem, e alguns deles, as pessoas realizam sem saber o significado intrínseco das cerimônias.

Ao deitar, o ler antes de dormir é um modo de sair de uma condição para ingressar em outra. O médico com o jaleco, o juiz com a toga, o padre com a batina, a freira com o hábito, os uniformes militares com as medalhas, os reis e as rainhas com as coroas e os mantos e tantas outras vestes, que adornam o corpo como forma de ritualizar a imersão da pessoa num determinado papel. A modelo que ganhou um prêmio ganha uma faixa. Somos repletos de ritos: o nascimento, o batizado; a primeira comunhão; o bar mitzvah; o bar mixva; o baile das debutantes; a formatura; o casamento; o aniversário; o enterro; as passagens de ano e outros que ritualizam e sinalizam a passagem de uma condição para outra.

Os ritos foram criados como um recurso para que a nossa mente pudesse contextualizar a nova etapa, para deixarmos para trás a condição psicológica anterior e nos envolvermos na posterior.

Através do desejo de ir adiante e de viver bem em face das novas dinâmicas, pode-se fazer emergir os novos aspectos psicológicos que inserem a pessoa ao que se inicia.

Habilita-se aos poucos para que se possa viver sem divisões.

Um advogado estudou e absorveu na preparação os conhecimentos teóricos para exercer a profissão, no entanto, aquele que melhor se identificar terá possibilidades muito maiores de assumir a carreira com integralidade e competência profissional.

Os conhecimentos chegam como luzes externas que ganham no mundo mental as formas aprendidas e as identificações com as novas habilidades começam a dar origem à identidade profissional, que é uma forma de estado númen.

Do mesmo modo que para cada ocasião existe uma roupa a se usar, na elegância psicológica há também os modelos constituídos de traços e formas de se "vestir" de modo adequado às ocasiões.

O homem que joga frescobol no feriado, não é o mesmo que com sua toga de juiz pondera os julgamentos e também não é o mesmo que namora. Existe uma linha contínua em sua personalidade, mas para cada movimento deixa acentuar traços específicos que o habilitam a saber viver cada papel sem perder, é lógico, o centro de si.

Portanto, assim como procuramos usar a roupa mais adequada para cada ocasião, também devemos nos ocupar dos recursos psíquicos para que, vestidos com os melhores adornos, a mente acorde o traço exigido por cada rito de passagem ou por cada desafio trazido pela vida.

O estado de "inuminação" é o despertar da condição "vir a ser".

No filme *Caminho da liberdade* (2010), do diretor australiano Peter Weir, é possível acompanhar a saga de sete prisioneiros que tentam escapar do regime totalitário de Stalin, na antiga União Soviética. Eles aproveitam uma nevasca para fugir e, mesmo com poucas chances de sobreviver e a possibilidade constante de serem recapturados, decidem enfrentar as condições adversas do clima para conquistar a liberdade. Um dos personagens da trama tem cegueira noturna, portanto, só consegue avançar na fuga durante o dia. A história se desenrola e há um momento em que este personagem está sozinho quando anoitece. Sem enxergar, fica impossibilitado de seguir caminho rumo à liberdade e acaba morrendo congelado. Isso acontece não por falta de um caminho, mas porque não podia ver a trilha a ser seguida.

A cegueira impediu a liberdade desejada. Isso me levou a pensar naqueles que fecham os olhos às luzes das ideias que iluminam as percepções dos caminhos da liberdade. Ou naqueles que criam sua cegueira devido às descrenças das possibilidades do "vir a ser", a transformação diante das desistências de uma condição para os recomeços nos "caminhos da liberdade".

DESISTÊNCIAS E RECOMEÇOS

Ser tomado por uma música, um livro, ou um filme é para mim uma experiência necessária, pois me leva a sair do meu mundo para entrar no universo alheio. Uma segura saída, pois é vivenciada sem rupturas comigo mesmo. Por isso, considero um prazer viver outras dimensões que me conduzem a realizar muitas reflexões e a elaborar aspectos da minha vida através do espelhamento que este outro me propicia.

Quantas vezes uma cena de um filme, ou de um livro, nos reporta a um momento nosso, ou a algo que gostaríamos de realizar.

Fiquei seduzido pela originalidade da escrita de Valter Hugo Mãe, em seu romance *O filho de mil homens* (Cosac Naify, 2012). Num trecho, ele nos oferece uma instigante descrição do aspecto subjetivo de um dos personagens, Isaura: "Tão estranho que depois de tanto tempo e tanta mágoa pudesse pensar no amor. Amanhecera vazia, sem ninguém dentro de si mesma e foi como se encheu com a ideia de afinal ser impossível esquecer o amor..."

Esse amanhecer de Isaura reportou-me ao acordar de muitas pessoas, um acordar assim, meio desossadas de si, sem saber exatamente o porquê, e que só dispõem dessa ausência interna para começarem o dia. Quantas vezes sentimos essa ausência de sentido na manhã, essa falta de direção... Quantas vezes se acorda com essa denúncia da nossa alma, sinalizando que está faltando alguma coisa na substância para se continuar a viver. O que fazer?

As palavras seguintes de Valter Hugo nos ajudam a encontrar um caminho reflexivo sobre estes momentos:

> ...e, foi como se encheu com a ideia de afinal ser impossível esquecer o amor. Porque o amor era espera e ela sem mais nada, apenas esperava. A Isaura sabia que amava alguém por vir, amava uma abstração de alguém no futuro. Ela esperava o futuro, e esperar era já um modo de amar. Esperar era amar... Para dentro da Isaura a Isaura caía...

A Isaura dentro dela mesma caía, como por excesso de vazio que atuava como um ímã interno atraindo si mesma para si. Não tinha para quem cair, **mas caía no lugar certo: dentro de si mesma... Pois é ali que encontrará o seu recomeço**.

O vazio não se torna desesperador porque para ela o amanhã era possível.

De que modo?

E Valter Hugo Mãe prossegue: "E chorou... Aceitou chorar e havia muito que não o fazia... Talvez tivesse percebido que usava de honestidade consigo mesma pela primeira vez em muitos anos. Disse: estou sozinha."

Podemos compreender que Isaura chorou para se esvaziar de seu passado e poder finalmente abrir espaço para um amanhã.

> EM CADA LÁGRIMA A DESISTÊNCIA DO QUE NÃO MAIS EXISTIA. SEU FUTURO SE TORNAVA POSSÍVEL PORQUE SE FEZ ENTÃO DISPONÍVEL.
>
> TODA VEZ QUE ORIENTAMOS NOSSO OLHAR PARA O FUTURO, DAMOS POTÊNCIA AO NOSSO PRESENTE, POIS NOS APROPRIAMOS DE NOSSA DESTINAÇÃO.

Apropriar-se do futuro é arrumar espaço para ele, do mesmo modo que tiramos do armário o que não se usa para abrir lugar para o novo.

Quantas coisas podemos retirar de nossos cômodos internos liberando nossa vida de sentimentos vencidos e apegos a coisas sem validade?

Como Freud disse, o recomeço é um trabalho de desligamento e que o apego ao morrido "ceda lugar à aceitação da realidade". E prossegue nos dizendo que aos poucos a ausência do objeto impõe ao ego um doloroso desligamento, até que se veja "novamente livre e desinibido", pronto para novos investimentos. Pronto para voltar a viver.

(ASSIM COMO TODOS OS DIAS NOS ARRUMAMOS PARA SAIR, TEMOS QUE, TAMBÉM, TODO DIA ARRUMARMOS CERTAS IDEIAS PARA FICARMOS "PRONTOS PARA VIVER".)

Você já percebeu que nossos olhos estão voltados para frente e se queremos olhar o passado damos as costas para o futuro?

Somos filhos de mil homens. Somos filhas de mil mulheres, pois somos a gestação contínua de nós mesmos. Somos um "caminho grávido".

5. CONSCIÊNCIA EM SER

Se Deus nos fez a sua imagem e semelhança, somos parte Dele. Unidos em nossas singularidades e diferenças somos o todo, formamos Deus. Esse conceito da cabala, presente em outras tantas filosofias místicas, belo na essência, reflete bem a questão de sermos um e muitos ao mesmo tempo. Nossa presença no mundo requer o exercício dos nossos vários eus.

UM SUPER EU

Fernando Pessoa foi tema de uma interessante exposição levada a diversos lugares do mundo, inclusive a cidades como Rio e São Paulo, denominada "Fernando Pessoa, plural como o Universo". Teve a curadoria de Richard Zenith, um norte-americano que tem também a nacionalidade portuguesa e que soube mostrar as diversas facetas de um homem que se olhava no espelho e via a imagem de muitos outros de si.

Pessoa viveu um desdobramento de si mesmo tão intenso, que fez desse fator um dos grandes atrativos de sua obra, tornando-se também objeto de estudo. Como se sabe, ele viveu e publicou como Fernando Pessoa, mas também como Alberto Caeiro, Álvaro de Campos e Ricardo Reis, seus principais heterônimos. Deu vida e personalidade a outros autores que eram ele próprio. Conta-se que, já no leito de morte, pediu que lhe trouxessem seus óculos. Questionado sobre o motivo do pedido, explicou: "Quero enxergar nitidamente todas as pessoas que vou encontrar em mim."

Mais do que tomar emprestadas as palavras do poeta para pontuar minhas ideias, quero inspirar, por meio desse exemplo, a abertura de uma frente para compreensão do eu. Trata-se de algo perfeitamente viável e lembro aqui de outra referência para contextualizar esse objetivo.

Pouco antes da Copa do Mundo de futebol na Argentina, em 1978, o cartunista portenho Caloi (nome artístico de Carlos Loiseau) criou um personagem que se firmaria como uma lenda em seu país. Foi batizado com o nome de Clemente.

Segundo a definição do próprio Caloi, falecido em 2012, Clemente era uma mistura de pássaro e abelha. Um ser pontuado por um toque de absurdo e com total liberdade para transitar entre o real e o imaginário.

Clemente foi adotado pelos argentinos como um símbolo nacional. Em função dos questionamentos propostos nas tirinhas que protagonizava, Clemente tornou-se alvo de estudo e não escapou dos olhos da comunidade psicanalítica da Argentina, tida como uma das maiores do mundo. O drama humano foi tratado genialmente por Caloi através das aventuras de Clemente.

Em uma delas, o personagem se vê diante de outro ser idêntico a ele e, a partir de então, começa a não saber mais quem é. Entra numa crise existencial gigantesca. Afinal, qual dos dois era o verdadeiro Clemente? Frustrado, ensimesmado e sem conseguir chegar sozinho a uma conclusão, ele passa dias atormentado com a dúvida até que resolve procurar um analista para tentar encontrar uma resposta. Tudo em vão. Clemente tenta o apoio da namorada. Marca um encontro e avisa: "Quero lhe mostrar uma coisa." Quando ela se vê diante de dois Clementes, acha que está bêbada e afirma: "Um eu já não aguento, dois eu não quero!"

Enfrentando a partir daí o abandono da parceira, ele persiste na crise e, passados alguns bons anos, volta ao analista. Um belo dia, ao sair da terapia, olha para cima e vê um terceiro pássaro igual a ele, mas diferente do primeiro, muito mais faceiro, leve. O tal pássaro olha então para Clemente e diz "eu sou o seu grande eu".

Disso é possível depreender de forma divertida que, decorrido algum tempo, acumulada certa bagagem de vida e feita uma aposta no autoconhecimento, aprendemos a conviver com nossas partes conflitantes e a aproveitar a leveza desse encontro, que nada mais é do que a compreensão de que somos muitos em um.

Em muitas situações é possível compatibilizar os diversos eus; em outros momentos, ficamos obrigados a fazer escolhas. Senão vejamos: quando uma pessoa opta por levar a vida de uma determinada maneira, tomará uma de suas facetas para conduzir o caminho, excluindo outras que deixarão de ser vivenciadas.

(TODA DECISÃO, CLARO, ENVOLVE A INCLUSÃO DE ALGO DE SI E A EXCLUSÃO DE OUTROS ASPECTOS.)

O lado excluído nos trará questionamentos e poderá gerar frustrações. Por esse motivo, é importante ressignificar cada identificação, para que as escolhas mantenham a potência e, assim, permaneçam dotadas de valor.

De algum modo sempre somos tentados a perguntar para um amigo próximo: "Quem sou eu, como eu sou?" Raros os que têm coragem o bastante para falar a verdade, pelo medo de ofender ou perder a amizade. Lembro-me de ter feito esse tipo de questionamento para minha terapeuta. A resposta foi objetiva: "Você é complexo, ousado e potente." Na época, eu era muito jovem e ela trouxe um dado de realidade para o qual eu ainda não tinha realizado. Passei a me ver, diante de uma definição insuspeita para mim. Isso me apaziguou, pois dava coerência aos sentimentos e ambições que sempre carreguei.

A partir daí comecei a pensar que um dia poderia transmitir tudo aquilo que eu havia aprendido. A minha complexidade se tornou a base das construções das aulas, a ousadia potencializou a minha decisão. A partir destas três palavras – complexo, ousado e potente – encontrei o lugar de minha alma no mundo.

(QUANDO ESTAMOS DISTANTES DE NOSSO MUNDO, NOSSA ALMA SE FRUSTRA E TUDO FICA EM DESALINHO.)

CONSCIÊNCIA DO SER

Em seu livro *Não há silêncio que não termine* (Companhia das Letras, 2010) Ingrid Betancourt – filha de uma tradicional família colombiana, educada na Europa, jovem senadora que resolveu em 2001 lançar sua candidatura às eleições presidenciais e um ano depois foi sequestrada por um comando das Forças Armadas Revolucionárias da Colômbia (FARC) – conta que o desespero da prisão era tão terrível que a fez empreender várias tentativas de fuga.

Em uma delas, atordoada com a falta de notícias, com o isolamento absoluto, Ingrid só pensava em se ver livre daquele tormento, e tentou de tudo que estava ao seu alcance para escapar, mas acabou frustrada em seu intento, tendo que retornar ao cativeiro. Foi apanhada por uma guerrilheira que, conhecendo o temperamento difícil e as constantes reações de Ingrid, disse ao pé do ouvido da prisioneira que infelizmente teria que entregá-la. Eles não iriam hesitar em xingar, humilhar e fazer todo o tipo de provocação, mas aconselhou-a a não reagir, caso contrário seria mais e mais torturada. Para poder suportar apenas finja que você não está aqui, disse ela. "Vou entregar você agora." E assim foi feito.

Os guerrilheiros celebraram a volta da refém e, entre as barbaridades cometidas, pegaram uma corrente, colocaram na prisioneira, mandaram que ela ficasse de quatro e, apesar de surpresos ao vê-la resignada, puxaram-na como se fosse um cachorro: por quilômetros e quilômetros dentro da selva amazônica, foram só insultos e xingamentos.

Ela nos fala palavras que me calaram fundo. Que me levaram à decisão de partilhá-las:

> Tendo perdido toda a minha liberdade, e com ela, tudo o que era importante para mim; afastada à força de meus filhos, de minha mãe, de minha vida e de meus sonhos; o pescoço acorrentado a uma árvore, sem poder me mexer, levantar, sentar, sem o direito de falar ou calar, comer e beber, ou mesmo satisfazer livremente as mais elementares necessidades de meu corpo; naquele estado de mais infame humilhação, eu ainda conservava a mais preciosa

liberdade, que ninguém jamais poderia me tirar: a liberdade de decidir quem eu queria ser.

Ingrid conta no livro que, nesse período, fazia um enorme esforço para lembrar-se somente do que a guerrilheira tinha dito – ela não poderia sentir tudo aquilo. De certa forma, convenceu a si mesma da importância de inventar uma pessoa nela que não estivesse ali.

Assim, começou a projetar uma imagem além daquela que estava acorrentada e passava por provações. Conseguiu ter tal distanciamento, que a habilitou a se pensar longe dali. E essa resistência diante dos maus-tratos surpreendeu os sequestradores e foi tão colossal que fez com que Ingrid passasse a ser vista de forma diferente. Isso se deu a partir dessa resistência a terríveis formas de pressão. A colombiana projetou a pessoa que precisava ser naquele momento.

No lugar de Ingrid, muitos teriam sucumbido à dor, às privações e às torturas, o que seria totalmente justificável. Será que a resistência, então, é para poucos? Como é possível viver em determinada realidade e ter uma capacidade de não estar refém daquilo que ocorre?

Às vezes somos traídos por parceiros ou amigos e acreditamos ser impossível não sentir o peso de um engano ou de uma dor que o momento impõe. Mas há saída, não só para esse trauma como para muitos outros que vêm no rastro dos maus-tratos de um pai ou de uma mãe, de um abandono da família, de uma traição e das tantas situações de vida que geram enquadramentos injustos ou inadequados.

> **A TRANSFORMAÇÃO É COMPLETAMENTE POSSÍVEL, DESDE QUE HAJA UM PROJETO CLARO, DEFINIDO. E QUANDO FALO DE UM PROJETO NÃO ME REFIRO A UM PLANO ABSTRATO NA LINHA DO "NÃO QUERO MAIS SOFRER", MAS SIM A ALGO MAIS OBJETIVO COMO "QUEM EU PRECISO SER PARA NÃO SOFRER".**

Esta segunda opção envolve o foco no indivíduo e um cuidado especial para que a mudança, em alguma instância, não venha a depender de terceiros. "Vou parar de sofrer a partir do momento em que a minha filha se resolva" ou "vou melhorar quando o meu marido mudar de atitude" – em situações assim, a mudança está claramente condicionada e o que se coloca no espelho não é a própria transformação, mas a do outro. Como consequência, o resultado mais provável será frustração seguida de estagnação e a redução das chances de experimentar mais leveza diante da realidade.

Como Ingrid, devemos desistir daquilo que nos separa ou distancia do que desejamos encontrar em termos de equilíbrio, plenitude e sopro de vida.

Às vezes, insistimos em preservar um determinado traço de personalidade sem que possamos nos dar conta do quanto ele se tornou uma neurose, um peso na nossa bagagem pessoal. Isso ocorre quando, dentro de determinado contexto, não conseguimos nos ajustar e teimamos em manter comportamentos que nos prejudicam.

EM OUTRAS PALAVRAS: NEUROSE É NÃO CONSEGUIR RECRIAR EM VOCÊ O TRAÇO IDEAL PARA UMA DETERMINADA SITUAÇÃO. É NÃO CONSEGUIR RETIRAR DE CENA O TRAÇO QUE CAUSA INADEQUAÇÃO E SOFRIMENTO PESSOAL. NEUROSE É O CAOS. É O NÓ EM SI.

E aqui nesse ponto chegamos a uma verdade que pode abreviar qualquer processo de terapia: conhecer-se é estabelecer contato com os traços neuróticos para, então, superá-los. Uma vez trazidos à luz, podem ser esquadrinhados e ultrapassados. No caso de Ingrid, a liberdade naquele contexto ainda não era deixar de ser refém das FARC, mas de si mesma, porque ela se via presa à pior das torturadoras, ao pior aspecto de si, que só trazia castigo.

MUITAS VEZES TEMEMOS NOSSO TORTURADOR EXTERNO, MAS ALGUMAS VEZES SOMOS OS ALGOZES MAIS CRUÉIS DE NÓS MESMOS, AO MANTERMO-NOS COMO REFÉNS DE UMA RIGIDEZ, DE UMA IDEIA FIXA, DE UM HÁBITO.

O que costumo divertidamente chamar de síndrome de Gabriela, numa brincadeira com a letra de música de Dorival Caymmi: "Eu nasci assim, eu cresci assim/E sou mesmo assim."

A pessoa que fui ontem não pode ser a que sou hoje se, em alguma medida, isso gera tortura e sofrimento. Em determinados momentos, prova de sabedoria é praticar apenas uma autoridade branda e permitir submeter-se sem pudores ao que pede a realidade.

> Compreendi que a vida nos enche de provisões para nossas travessias do deserto. Tudo o que eu tinha adquirido de modo ativo ou passivo, tudo o que eu tinha aprendido voluntariamente ou por osmose me voltava como verdadeiras riquezas de minha existência no momento em que eu tudo perdera. – Ingrid Betancourt

O BOM COMBATE

Quando uma mulher perde o marido, para conseguir vencer o luto terá que desistir da mulher casada que foi e se habilitar a viver sem a presença dele, sobretudo sem essa parte de si mesma. Caso contrário, estará compulsoriamente afastada da vida. Algo precisa ser transformado. Ela necessita agarrar-se ao que está vivo para construir delicadamente novas referências.

> **A FALTA DE MOVIMENTO NESSE SENTIDO SERÁ O CAMINHO DO LUTO PATOLÓGICO.**

Natural que a elaboração seja como movimentos de ondas de avanços e recuos, mas neles estarão sendo realizadas as novas dinâmicas psicológicas que a habilitarão às novas perspectivas de vida.

Há alguns anos, perdi uma irmã de forma súbita, trágica. Ela foi para mim como uma segunda mãe. Foi um choque e sofri demais com essa morte. Enfrentado o susto, o momento de sideração, os dias seguiam pesados, pois carregava uma mistura de opressão e vazio. Havia em mim um dilema sobre quando voltar a assumir as aulas. Não conseguia dimensionar quanto tempo levaria para encontrar a concentração necessária à preparação dos temas do curso.

Claro que a minha ausência era perfeitamente compreendida naquela hora. Tenho certeza de que era uma interrupção acolhida com respeito e consideração. Porém, comecei a perceber que ao me manter longe da sala de aula estaria alimentando e, portanto, vivendo um aspecto da minha vida que havia terminado. Estaria vivendo no morrido.

Um dia, no ponto alto da dúvida e da inquietação, resolvi correr na praia, atividade que pratico há pelo menos três décadas. Quando cheguei ao calçadão de Copacabana, na altura do Posto 6, senti a presença próxima de meu pai que já tinha falecido e, nesse misto de lucidez e delírio, ouvi quando ele me disse: "Filho, sua maior aula não será só de palavras, mas de atitude." Naquele instante foquei na necessidade de encontrar esse outro em mim. Em determinados momentos, certas imagens, sejam bônus espirituais, delírio, imaginação ou coisa semelhante, não precisam ser classificadas ou rotuladas, mas compreendidas como um recado relacionado à saúde e à sobrevivência emocional.

Talvez meu pai internalizado tenha falado para mim ou mesmo o meu aspecto pai tenha repetido uma ideia que era muito presente na vida dele... Considerei muito importante essa mensagem psicológica, pois meu pai era um homem não de palavras, mas de atitudes.

Percebi que estava diante de duas opções. Primeira: legitimar a dor, respeitá-la, acolhê-la, tornando-a visível, mas sem tornar-me a própria dor. Ou, na segunda alternativa, acentuar o caminho do Manoel doloroso análogo ao que é torturado. Tratava-se de escolher entre uma chance de convívio pacífico e consciente com a dor ou a vida através dela.

Evidentemente, um tempo de luto era necessário naquela altura. Não era possível chegar algumas semanas depois e declarar: "Superei." Entretanto, o trauma não impediu que eu voltasse à minha rotina e a viver as atividades inerentes a minha vida. Dados os devidos descontos a qualquer interpretação de cunho espiritual, a imagem do meu pai naquele momento deu voz ao meu "eu" e o que importou foi a possibilidade de adotar um conselho para poder conseguir ficar de pé e voltar a pensar o cotidiano.

Certa vez, ao falar sobre essa questão em sala de aula, uma aluna perguntou se este tipo de vivência – o enfrentamento da dor, a tomada de consciência e a superação – dependia de um *insight*, se tinha relação com o temperamento da pessoa, se era uma habilidade inata ou se estávamos tratando de uma construção de habilidade.

Entendo que, se tratarmos esse aspecto como sendo da "natureza" do indivíduo, acabaremos por reduzir o potencial que todos temos de autorrenovação e transformação pessoal.

Na decisão de continuidade que realizei, determinei a descoberta dos meus outros eus como forma de ter mais qualidade de vida e parti em busca do meu objetivo. Não é algo que se esgote com meia dúzia de atitudes, é um ato contínuo. Diante disso e com base na experiência de ter acompanhado algumas dezenas de pessoas dos mais diferentes perfis, deixo aqui uma vivência: o caminho da renovação e a descoberta dos diversos eus que nos habitam estão no desejo. Se você deseja conhecê-los, consegue chegar lá.

NINGUÉM PODE SE SEGURAR EM ALGO ROMPIDO, PORQUE NÃO HÁ MAIS O QUE SEGURAR.

AMOR FERIDO

Cada pessoa que participa do universo das nossas relações afetivas é internalizada psiquicamente e ganha um espaço em nosso interior. Juan-David Nasio, psicanalista argentino radicado na França, escreve em *O livro da dor e do amor* (Zahar, 1997) que "a pessoa amada ganha um duplo interno", como se um pedaço de nós pertencesse ao nosso objeto de amor.

PERDER UM AMOR SIGNIFICA PERDER UMA PARTE DE SI. POR ISSO TANTA DOR.

Mas o que a dor denuncia? Que há uma parte do eu que está arrancada, ou pela morte ou pelo abandono. Instala-se uma ferida que deve ser tratada para não infeccionar a existência e não comprometer a capacidade de se colocar em perspectiva.

A perda de um objeto significante ou de um animal de estimação também gera a sensação de amputação. Por isso, traz consigo a manifestação ou a sensação de incapacidade para prosseguir na vida. Quando algo interno é arrancado, o que se experimenta subjetivamente é um sentimento de incapacitação, de inferioridade, de pouco tamanho em termos emocionais. O que fazer com a dor desse amor ferido? Antes de tudo, respeitá-la e acolhê-la como algo legítimo. Posteriormente, compreender que a dor fala através da linguagem da ferida psíquica.

A dor é a imortalidade da presença do objeto amado em nós, o que explica a dificuldade de renunciar a ela. Quando ocorre, ficamos com a impressão de que aquilo que foi perdido vai desaparecer para sempre. Superar envolve uma desistência, uma coragem para abandonar essa forma de encontro, uma disposição para se estabelecer uma nova presença por meio das ideias do amado que conservamos em nós.

Na mitologia grega fala-se das Moiras – as três irmãs que tecem com a roda da vida a trama do nosso destino. Sem saber sobre cada indivíduo, elas definem acontecimentos que não irão pedir licença para chegar e tampouco bater à nossa porta para perguntar se estamos prontos. O ponto é dado e a trama é confeccionada. Nossos destinos são tramados e traçados.

Se somos vulneráveis a essas tecelãs da vida, incapazes de fazê-las olhar o que traçaram para nós, se não podemos fazê-las ouvir ou indicar como viver cada ponto tramado, temos como alternativa a liberdade de abrir as janelas mentais para que nos apropriemos das ideias dos grandes pensadores da humanidade, para descortinarmos por meio das suas palavras o melhor caminho para prosseguirmos no nosso encontro com o destino e a continuidade da vida.

O corpo objetivo pode até ser alvo dessas Moiras, mas nosso corpo subjetivo pertence e sempre pertencerá ao comando de nossos desejos, de nossas ideias apreendidas.

TEMOS UMA PARTE DE NÓS QUE SEMPRE ESTARÁ DISPONÍVEL PARA NOS LEVAR AO PONTO EM QUE NOSSO PERDÃO LIBERA O ENCONTRO COM O DESTINO E CONDUZ ÀS MELHORES IDEIAS PARA REINVENTAR A VIDA.

REDESCOBRIR

Redescobrir
é trilhar caminhos abandonados,
é colocar na palma ninhos largados.

Redescobrir
é fazer emergir
a essência adormecida
esquecida num canto do ser.

Redescobrir
é descobrir o passo
é perceber que você possui
muito mais que algo,
muito mais que alguém.

Redescobrir?
É além!
É ver com os olhos da alma
o seu dom
o seu tom.

Redescobrir
é fazer voltar o coração
a comandar os passos
de sua emoção.

Redescobrir
não é jamais voltar.
É porvir.
É futuro.
É o sentir maduro.

6. EQUILÍBRIO NORMÓTICO

Aparentemente, é muito mais fácil levar o dia a dia sem olhar para tudo o que diz respeito a sentimentos reprimidos, a vícios, a palavras não ditas ou histórias abafadas. Até que vem um disparo, um acontecimento, um trauma, e você vê que aquilo tudo eclode numa raiva desmedida, numa suscetibilidade assustadora e até numa depressão que leva a nocaute e compromete a capacidade de fazer os mais triviais caminhos da vida com civilidade e paz.

COMO ESPELHO

Anteriormente, falei sobre a possibilidade de reproduzir comportamentos, de fazer valer a disciplina na direção da transformação a partir de um modelo predeterminado, numa opção arquitetada em favor da qualidade de vida e do distanciamento de vínculos permanentes com a dor. Sim, podemos construir uma imagem que nos seja mais confortável.

Este é um ponto importante: você não vai esquecer a sua tendência a cultivar, por exemplo, manias, depressão, autoritarismo, vaidade excessiva...

> NÃO VAI ARRANCAR TAIS TRAÇOS, MAS APENAS MUDAR O EIXO A PARTIR DO QUAL SEU COMPORTAMENTO E SEUS SENTIMENTOS SÃO DEFINIDOS.

É perda de tempo, especialmente em processos de terapia, brigar com a própria origem, com os legados emocionais vindos de pai e mãe.

Durante um bom tempo, atribuí meu traço perfeccionista exclusivamente a uma herança materna. Em casa, era obsessivo por limpeza. Fazia mais carinho em paredes que em gente, de tanto que passava a mão nelas para ver se tinha pó. Arrumei uma empregada que foi no meu embalo e me deu mil alternativas para ficar ainda mais enredado na minha obsessão. Até que tomei consciência, passei a ficar mais atento para isso e acionei finalmente o plugue do "menos". Comecei por não arrumar minha cama, quebrando ali o símbolo de uma rigidez que vinha desde tempos ancestrais, quando minha mãe não deixava os filhos saírem de casa se houvesse uma ruga nas nossas colchas. Não é que tenha deixado de arrumar a cama para sempre, mas durante algum tempo eu levantava e não esticava nem os lençóis. Foi uma maneira de ver concretamente que eu teria que vencer não mais as ordens ou pontos de vista de alguém, mas a mim mesmo!

Estava às vésperas de consolidar um transtorno obsessivo-compulsivo (TOC) quando me dei conta da necessidade de dar um basta. Antes de vivenciar uma patologia, coloquei outro Manoel em cena. Aquele determinado eu continua a existir na história, mas, não sendo mais um aprisionador, pode deixar de comandar atitudes, sair do primeiro plano em função de um novo modo.

Como já frisei, o sucesso da modificação dependerá de um plano objetivo. "Quem eu quero ser?" A resposta requer total clareza quanto à imagem a ser estabelecida e muita disciplina para escapar das armadilhas de posturas viciadas. A partir de então, tudo será o exercício de um novo eu – em alma e pensamento, postura e prática, assim como quem aprende música.

A despeito da pressão da famosa zona de conforto, que aprisiona e nos mantém no embaraço da dor e do desconhecimento de nós mesmos, podemos criar respostas diversas para um mesmo contexto.

O escritor gaúcho Moacyr Scliar costumava dizer que guardava dentro de si o Mico, menino do colégio, franzino e pequenininho; o Moacyr, médico; e o Moacyr Scliar, escritor. Três em um. Outros de um mesmo eu alternando-se em cena. O romancista exemplificava isso na prática e contava que quando o escritor inflava em vaidade, o pequeno Mico era convocado para dar a devida medida aos fatos e combater a autorreferência excessiva. Por outro lado, nas apresentações em público, noites de autógrafo, era preciso controlar o lado Mico, que tornava Scliar acanhado e tímido, apesar de ser um autor consagrado, com mais de oitenta livros publicados, membro da Academia Brasileira de Letras.

> **NO FUNDO, A VIDA É FEITA DESTA ARTE, DO RECONHECIMENTO DOS OUTROS QUE EXISTEM EM NÓS E DOS MOMENTOS NOS QUAIS PRECISAMOS COLOCÁ-LOS EM EVIDÊNCIA, A FIM DE TORNARMO-NOS SERES MAIS VIÁVEIS NA VIDA COTIDIANA.**

PLANTÃO DA LUZ

Há pouco tempo, eu andava por uma das ruas mais movimentadas de Copacabana quando vi uma mulher muito arrumada que tentava se equilibrar no calçamento de pedra portuguesa. Era um dia de semana, céu claro. Estranhei aquele caminhar errático e me aproximei. Ao chegar mais perto, vi que ela se apoiava nas grades dos prédios para não cair. Não era uma simples questão de desequilíbrio sobre os saltos. Era álcool em excesso. A mulher estava bêbada.

A mulher estava tomada pelo álcool, é fato, mas era possível observar ali, na mesma pessoa, um lado que ainda guardava alguma lucidez, levando-a para perto das grades, mantendo-a longe do meio-fio. Apesar de tudo, administrava os riscos.

Nossos sentimentos dolorosos são mais ou menos assim: eles nos colocam trôpegos e inconstantes diante da vida. Mas, simultaneamente, podemos acionar um lado que tenta reagir, buscando a grade de apoio para que a caminhada não termine em tombo.

Dentro da nossa estrutura psíquica há o "aparelho libidinal" que, como o próprio nome já indica, é fonte processadora da libido, entendida não só como energia sexual como muitos pensam, mas sim como sinônimo de energia pura, genuína.

Quando ela está em alta, ficamos distantes das camadas profundas da dor, onde repousam complexos, raivas, mágoas, inseguranças, angústias e medos. É quando tudo parece resolvido! Porém, da mesma forma que está nas alturas, as nossas resistências emocionais entram em estado de repouso e, uma vez nessa condição, ela nos aproximará daquilo que pesa. Quando estamos muito cansados nos tornamos suscetíveis.

Isso remete naturalmente à bipolaridade, um tema muito em pauta nos nossos dias. Devo esclarecer que em um grau, digamos básico, a dança entre os altos e baixos alcança todos nós. Este tipo de compreensão pode trazer ao cotidiano uma alentadora sensação de normalidade.

"ESTAR BEM" NÃO SIGNIFICA ZERAR OS QUESTIONAMENTOS DE VIDA. "ESTAR MAL" NÃO SIGNIFICA "SEMPRE" DOENÇA OU NECESSIDADE DE TRATAMENTO.

Altos e baixos fazem parte da nossa neurofisiologia, e estão um pouco distantes de nosso controle. Apresentam-se como uma dinâmica de vida com a qual precisamos ter alguma sabedoria para lidar.

Nós vivemos nos atuais tempos a cultura da anestesia. Para qualquer dor existe um remédio a tomar. O ser humano internalizou esse princípio e perdeu a habilidade de conviver minimamente com as dores.

Quando você esbarra o cotovelo na parede com certa força, dói. Não é necessário se anestesiar por isso. Por vezes esbarramos em situações da vida que causam dor. Não é igualmente necessário procurar um analgésico emocional. Esbarrões e dores fazem parte da nossa vida.

Por esse motivo, é tão necessário compreendermo-nos como seres duais, capazes de acolher alegria e dor. Uma queda pode ocorrer pelo simples fato de a libido estar em baixa e não necessariamente por falta de estrutura psicológica e/ou emocional para o enfrentamento de uma dificuldade. Esse é um grande ponto a assimilar.

Fatores fisiológicos e neuroquímicos têm, sem dúvida, influência no comportamento emocional. Vejamos por exemplo em relação ao amor: há momentos em que o afeto está em alta e o amor parece simples. Há outros em que o que predomina é uma lembrança ruim, uma memória dolorosa. Mais adequado é percebê-la como algo de natureza cíclica na vida humana. O perigo do mundo contemporâneo é que, na pressa, muitos medem a presença do amor de forma equivocada, tomando apenas o parâmetro da libido. Há quem determine o fim do amor precipitadamente, quando ele ainda subsiste.

Tudo que é inicial – como o primeiro beijo, o princípio do contato sexual – traduz uma explosão que leva ao êxtase e ao contato com um sentimento de plenitude. Você pensa: "É a pessoa da minha vida." Após direcionar uma quantidade muito grande de energia para um projeto, seja um casamento, uma tese, uma entrevista de trabalho, a libido cai, tende ao repouso. É impossível ficar só em alta. A grande arte é saber administrar altos e baixos.

À medida que nossas energias são gastas na vida intensa do cotidiano, nossas defesas emocionais se enfraquecem. E, pelo esgotamento, nos aproximamos dos porões da mente que guardam nossos leões devoradores das tranquilidades e alegrias.

Por isso sempre falo aos casais, não discutam relação à meia-noite, pois por vezes questões despertadas nesses momentos podem não ter o peso que a suscetibilidade do cansaço faz emergir.

Não prego uma vida pela dor, não recomendo que ninguém se entregue à tristeza. Nos cansaços, se a tristeza vier, abra a porta, escute o que ela tem a dizer, mas não permita que ela permaneça. A alegria não vem se você estiver recebendo a tristeza com certo "prazer". A tática, portanto, é atender melhor a visita que proporciona mais prazer nessas horas. Os masoquistas recebem melhor a tristeza e, por isso, ela permanece como um hóspede que é bem recebido e não tem pressa para ir embora.

Esse ponto, de certo modo, me faz lembrar a história de Clarice Lispector. Em 1977, ela concedeu uma entrevista na qual declarou que só conseguia alegrar-se e manter-se distante das dores quando escrevia. A cada livro terminado, inevitavelmente obrigada a descansar do trabalho literário, sentia-se afogada nas dores, com a sensação de estar morta. Foram anos passados entre um polo e outro, com mensagens alternadas de vida e de morte.

Poderíamos arriscar diagnósticos, determinar rótulos para Clarice, debater a bipolaridade ou a ciclotimia. Mas antes que qualquer palpite venha à cena, preciso contar que a própria Clarice buscou explicações, recorreu à análise. Na crônica denominada "Pertencer" (*A descoberta do mundo*, Rocco, 2008), ela fala sobre a descoberta de seus porões.

> Um amigo meu, médico, assegurou-me que desde o berço a criança sente o ambiente, a criança quer: nela o ser humano, no berço mesmo, já começou. Tenho certeza de que no berço a minha primeira vontade foi a de pertencer. Por motivos que aqui não importam, eu de algum modo devia estar sentindo que não pertencia a nada e a ninguém. Nasci de graça.

A mãe de Clarice, a ucraniana Mania "Marieta Lispector", era uma mulher muito doente e fiou-se numa superstição de época para tentar a cura de seus males. Nos anos 1920, na

Ucrânia, terra natal da romancista, a crendice popular assegurava que quando uma mulher dava à luz ficava livre de mazelas e recuperava a plena saúde. Clarice foi gerada e veio ao mundo. Porém, seu nascimento não garantiu o que todos esperavam e não trouxe cura à mãe da escritora que, ainda mais fragilizada fisicamente, faleceu alguns anos mais tarde, quando Clarice tinha apenas 9 anos, já depois de a família ter se transferido para o Brasil.

De onde, então, vinha o sentimento de morte sempre tão presente em Clarice? Podemos discorrer através da ideia da culpa, da falta de autopermissão para viver. Trazida ao mundo para curar a mãe e frustrada em seu intento, acreditava não ter merecimento para permanecer viva. Certamente a culpa a impedia de aproveitar a própria vida, devorava o prazer. Talvez, no processo de produção literária, Clarice pudesse exorcizar fantasmas e sentir o pulsar da vida. Mas, a cada livro terminado, os fantasmas tomavam conta, sugando-a de tal forma até gravar a impressão da morte. A sublimação pela arte a salvava do encontro permanente com os porões, mas a exaustão a fazia encontrar-se com os leões devoradores.

Quantas vezes precisamos nos afastar de determinadas pessoas, riscá-las da vida e esquecê-las, mas uma culpa atávica nos obriga a ficar ali presentes como se houvesse um ímã nos atraindo para elas? Percebemos que algo mina quaisquer outras possibilidades de vida ou perspectivas de futuro, mas não nos libertamos. O sentimento de culpa explica. Como no caso da mulher que foi traída e se culpa por não ter feito o marido feliz. Ou do pai que não fala com o filho e se culpa na hora em que o perde em um acidente. Ou como os filhos que não experimentam o prazer da autonomia por se sentirem em dívida com pai e mãe.

Para ilustrar o peso desse sentimento, gosto de contar a história de uma nova-iorquina, filha de uma mãe muito pobre. É um fato real. Essa mulher perdeu a mãe ainda jovem. Anos mais tarde, com muita luta, estudou, formou-se, cresceu na vida e enriqueceu. A partir daí, tudo o que comprava para si também comprava para a mãe. Morta! Isso valia para tudo, do sabonete ao sofá, da roupa cara aos equipamentos eletrônicos.

A CULPA, FREQUENTEMENTE, NÃO É APENAS UM SENTIMENTO FILOSÓFICO DE DIFICULDADE. ELA PASSA A SER UM IMPEDIMENTO REAL NA VIDA, UM MOTIVO DE INFELICIDADE E DESPRAZER.

Quando nossas defesas psicológicas estão em baixa nos deparamos com feras, leões da culpa e da mágoa, muito grandes – mães, pais, maridos... Mesmo as questões elaboradas e apaziguadas podem ressurgir como um dragão, como um leão selvagem pelo cansaço de um dia intenso, de um período de esgotamento. Por isso, assim como na criação do mundo, o sétimo é de descanso, na nossa vida nesse mundo, as ilhas cotidianas de prazer são concebidas para que possamos recarregar as nossas energias e refazer as defesas fragilizadas.

"A vida me fez de vez em quando pertencer, como se fosse para me dar a medida do que eu perco não pertencendo. E então eu soube: pertencer é viver."

Clarice Lispector

O INCONSCIENTE PLURAL

Há pouco tempo li uma declaração do economista grego Loukas Tsoukalis, professor de integração europeia na Universidade de Atenas, que fala sobre a falta de um grande estadista na Europa.

Ao ler essa opinião sobre a falta de um grande bom líder, pensei a respeito da nossa mente que necessita ser conduzida através de uma boa linha de raciocínio, que nos oriente e responda as nossas questões sobre o saber se conduzir no cotidiano.

Aprendemos uma série de coisas, colecionamos uma gama enorme de informações, mas será que sabemos responder o que de fato é necessário encontrar no mundo para se suprir no campo psicológico?

Nos carrinhos dos supermercados, as pessoas colocam aquilo que o conhecimento, derivado de tantas fontes, ajuda a escolher. Para alimentar o corpo, se pensa nas vitaminas, nas proteínas, sobre o excesso e a falta de açúcar, mas será que as pessoas sabem responder sobre o que pegar nas prateleiras do "supermercado mundo" para se suprir no mundo mental?

Sabem preencher o carrinho existencial sem ser de forma intuitiva ou vacilante?

NOSSO INCONSCIENTE É PLURAL E NECESSITA, COMO O CORPO, DE ELEMENTOS DIVERSIFICADOS, MAS ESPECÍFICOS.

Você já se alimentou só de pera por muitos anos? Por melhor que seja, está longe de conter tudo de que o corpo necessita. Nosso inconsciente quer igualmente a pluralidade para se abastecer. Ele necessita da biodiversidade existencial.

Uma grande fonte de alimento para esse inconsciente está em dispor de um espaço do eu para si. Um lugar onde você se distancia dos papéis para encontrar a si mesmo. Um lugar onde se possa nomear sentimentos, organizar ideias e pensar o impensável e dizer o indizível.

Essa necessidade sempre foi presente nas tradições místicas, na meditação através do diálogo interior, onde falamos, de modo secreto, o que se for dito às pessoas que nos cercam será incompreendido.

Nessa forma de alimento, limpamos nosso inconsciente do caos que a ausência de elaboração gera. Retiramos as toxinas das culpas indevidas, dos ressentimentos, das frustrações e sensações de abandono.

A pluralidade no cotidiano pode ser organizada por três setores onde em cada um vivenciamos a realização de aspectos das nossas necessidades.

Podemos dividir nossa vida em áreas do íntimo, social e profissional.

O "íntimo" contém as relações mais íntimas da vida, aquelas em que vivenciamos cumplicidades emocionais e físicas. O marido, a esposa, o filho mais cúmplice, a mãe mais compreensiva, o pai acolhedor, a amiga confidente. Esse espaço pode ser simbolizado como um pote onde tudo que você vivencia de positivo irá alimentar e completar, trazendo a satisfação.

O pote que corresponde ao âmbito "social" envolve nossas relações nos clubes, na academia de ginástica, num curso, com os amigos menos íntimos. Este também é um setor da vida que necessitamos criar para que o nosso mundo interior tenha essa fonte de abastecimento.

Já o pote "profissional", envolve nossas relações de trabalho, seja remunerado ou voluntário, onde exercemos nossa produção de algo para o mundo.

Nossa vida envolve o que denomino o "jogo dos potes" onde devemos preencher cada um deles de modo que possam equilibrar a nossa tríade existencial.

Fácil compreender que, quando uma pessoa se dedica intensamente a apenas um desses potes, por melhor que seja sua vida, irá carregar uma sensação de falta.

Por quê? Porque as três bocas do inconsciente plural não estão sendo alimentadas com equilíbrio.

Dedicar-se em excesso ao trabalho abandonando os outros setores, dedicar-se em excesso ao íntimo virando as costas para as outras prateleiras da vida, dedicar-se ao mundo social se afogando apenas no convívio das relações sem profundidade, fazem com que o inconsciente não tenha a diversidade necessária para que possa se sentir abastecido e, como gratidão, promover a sensação de satisfação.

Nunca conseguimos colocar na travessa do cotidiano essas três fontes de alimento no mesmo nível. Se você comer muito açúcar num momento, em outro terá que equilibrar com algo mais proteico. Com certeza o inconsciente plural abastecido com equilíbrio irá agradecer com generosidade e oferecer como gratidão a força e a sensação de felicidade.

SABER ESTAR NAS ESCOLHAS

Um dia no intervalo que tenho entre a turma da tarde e a turma da noite dos cursos que realizo no Leblon, estava com uma amiga que me disse: "Manoel, eu poderia morar em quase todos os lugares que conheço do mundo... Vejo-me em muitas cidades que visito e em nada se refere à sensação de uma vida que tive, mas sim como se fosse um encontro com uma vida possível." E ela me indagou: "Você acha isso normal?" Respondi, sem a menor hesitação: "Muito!"

Somos realmente seres plurais.

O Universo é explicado pela teoria do Big Bang, ou, como em português, "A Grande Explosão", que fala que no início tudo era uma massa de energia concentrada e, que devido à pressão interna explodiu, se dividindo em átomos que suscitaram através das combinações, as formas de vida que conhecemos.

Podemos refletir sobre nossa estrutura subjetiva, através de uma analogia com essa ideia do princípio da expansão do Universo. Ao nascermos, o nosso mundo psíquico sai da totalidade absoluta vivenciada na gestação e o choque do encontro com outra realidade suscita uma "explosão", que irá criar em nós fragmentos.

Somos na decomposição de nossa estrutura, fragmentos, que podem ser imaginados como análogos às peças de um quebra-cabeças. Cada peça um desejo, uma forma de sonhar, uma vocação, um gênero, uma forma de ser no mundo.

(QUEM JÁ NÃO SENTIU EM SI A POSSIBILIDADE DE VIVER OUTROS CONTEXTOS, OUTROS ESTILOS, DE FAZER OUTRAS ESCOLHAS APESAR DAS IDENTIFICAÇÕES QUE POSSUI COM TUDO QUE O CERCA?)

Quem já não sentiu a presença de várias nuances de si mesma como pessoa? Por isso, somos múltiplas possibilidades, muitos desejos que formam os nossos humanos paradoxos.

Martha Medeiros, no poema "Pedaços de mim", escreve: "Sou feita de sonhos interrompidos."

Realmente, somos feitos de vontades cessadas pela razão, para que possamos viver a trabalhosa permanência nos caminhos escolhidos, que não nos conduzem a todas as nossas possibilidades.

Podemos descobrir que possuímos um lado que se encaixa direitinho na relação que temos, mas temos um outro que nos sinaliza um vetor diferente, que se vivêssemos iria nos conduzir a outras paisagens.

Um fragmento ou pedaço de nós forma a vocação para uma coisa e um outro que nos contradiz em relação a ela.

Somos contraditórios em muitos aspectos e é muito importante conhecer essa faceta da condição humana, para saber conviver com essas ambiguidades. Esse aprendizado habilita a pessoa a investigar e encontrar razões para a formação da tradição em algumas escolhas, através das permanências conquistadas.

(TODOS OS DIAS PODEMOS RENOVAR AS RAZÕES DAS NOSSAS ESCOLHAS...)

Fazer tradições e conquistar permanências é uma disciplina que traz controle sobre essas tendências paradoxais que carregamos, que facilita a conquista das certezas quanto as nossas decisões. Qual a melhor escolha? Qual parte de você deve privilegiar?

Carlos Castaneda escreveu num de seus livros um pensamento de seu mestre Juan Matus, que dizia: "Um caminho é apenas um caminho entre milhões de caminhos. Se você desejar saber qual é o melhor, apenas se pergunte: "Este caminho tem o meu coração?" Se a sua alma responder que sim, você poderá segui-lo, pois esse é um caminho bom. Um caminho que passa pela sua afetividade, mas jamais pela sua totalidade, mas com certeza a totalidade daquela parte de você."

Clarice Lispector tem uma frase num de seus escritos que diz: "Todo momento de achar é um perder-se a si próprio."

> TODO MOMENTO QUE NOS IDENTIFICAMOS COM ALGO, QUE FAZEMOS UMA ESCOLHA DE VIDA, ENVOLVE PERDER A SI PRÓPRIO NOS ASPECTOS QUE AQUELA ESCOLHA NÃO INCLUI.

Carregamos ao longo da nossa existência fragmentos de nós que não serão alimentados, que trarão as sensações de vazio, e de falta.

Matemática cruel; divisão dos desejos e de si nos dias da nossa existência.

Como se colocar em todas as suas vertentes e em tudo que você é passível de amar?

Moramos numa cidade, mas não nela toda; num bairro, não em todo; numa rua, não em toda. Fixamos num ponto a nossa residência e ali está a nossa permanência. Podemos passar pelos outros recantos. Mas em todos ao mesmo tempo?

Uma vez perguntei a um amigo brasileiro que mora em Paris há 38 anos como conseguiu permanecer, sendo tão jovem ao chegar num mundo estranho, distante de suas referências e facilidades de estrutura... O que o fez encontrar internamente meios para dar conta da inevitável solidão? Ele me respondeu: "Não me permiti ficar em dois lugares ao mesmo tempo."

(UMA VIDA QUE MERECE SER VIVIDA É AQUELA EM QUE A PESSOA APRENDEU A NÃO FICAR EM DOIS SENTIMENTOS AO MESMO TEMPO. QUALQUER PESSOA MUITO DIVIDIDA SE ENFRAQUECE AO FRACIONAR AS SUAS FORÇAS.)

Um exercício de vida?

Treinar si mesmo nas atividades mais prosaicas: esteja presente no filme a que está assistindo, esteja atento ao livro que está lendo, esteja envolvido com os amigos com quem está almoçando, esteja mais inteiro nas suas realidades. Sabendo que numa vida tudo é uma questão de escolhas e que somos também responsáveis por cuidar das coisas escolhidas.

Não chegaremos a decifrar totalmente todos os nossos mistérios, mas esse já nos dá uma resposta norteadora: uma vida que vale a pena ser contada é sempre a que é bem narrada.

Narrativa de profundidade, de crescimento, de vínculos, de permanências... Narrativa que revela o discernimento para saber que as escolhas incluem algo e excluem algumas outras tantas... Morar em todos os lugares ao mesmo tempo, é morar em lugar algum, nem em si mesmo.

Com bons critérios diante de tantas possibilidades em si mesmo, realize uma escolha.

Depois?

Proteja sua decisão e evite ficar em dois lugares ao mesmo tempo.

7. PENSO, LOGO EXISTO

Sem meias palavras: nossa existência é mutante, a maneira como existimos é mutante. Desarme-se, permita-se viver essa lição elementar. Melhor e necessário que seja assim, para que haja fôlego para respondermos as grandes questões que a vida nos traz.

EU, QUEM SOU?

Ao primeiro olhar, a pergunta pode parecer gasta. Mas poderá motivar o contato com a nossa linguagem interior.

Olhe novamente: "Eu, quem sou?"

Perceba nela o verbo "ser". Isso pressupõe movimento. A pessoa que eu fui não necessariamente se adapta ao contexto da minha vida atual, pode estar longe daquela de que necessito ou quero ser.

Muitas pensam que uma pessoa equilibrada é aquela que tem um perfil imutável ao longo dos anos. Alguém assim parece dotado de mais capacidade para enfrentar as situações da vida. Se essa é sua impressão, você talvez esteja pensando errado.

> **CAPACIDADE DE EXISTIR VAI MUITO ALÉM DA IMUTABILIDADE.**

As pessoas apostam numa rigidez de estrutura que as desabilita para os enfrentamentos que a vida exige. Portanto, se você se sente preso a um sentimento ou situação, a uma pessoa ou a uma condição, defina uma estratégia de autorresgate.

> **A INTELIGÊNCIA É SABER CONJUGAR O VERBO "SER" EM TRÊS TEMPOS: EU FUI, EU SOU, O QUE EU SEREI?**

"Penso, logo existo." Diante da frase de René Descartes, filósofo e matemático francês, reflita por pelo menos um minuto. Veja se você consegue realmente exercitá-la a ponto de poder responder sem dúvida que seu existir é, de fato, condizente com o contexto de sua vida atual. Ou será que sua maneira de pensar está equivocada?

DESAFIO E OPORTUNIDADE

Somos como uma casa sem teto. A vida arremessa acontecimentos, as pessoas lançam palavras, gestos... e o que acontece? Estamos ali, como alvos. Portanto é natural que tenhamos, além das alegrias, alguns ressentimentos, traumas e medos.

Mas nosso aparelho psíquico está a postos para oferecer uma espécie de guindaste, que nos retira graças à força da transformação. A questão é aprender a utilizá-la no decorrer dos anos. Quando uma mãe diz ao filho no momento em que ele se machuca, após cuidar de suas feridas, "Menino, vá brincar, esqueça isso", ela atua como o guindaste ao qual me referi, oferecendo à criança uma possibilidade de mudança de foco.

A atitude maternal e amorosa dela contribuiu para que se estabeleça um outro registro diante da dor ou da insatisfação, o de exercitar uma disponibilidade para olhar em outra direção.

Para esse tipo de vivência na vida adulta devemos estar livres da necessidade de se agarrar aos ressentimentos. Muitas vezes, buscamos o encontro com a mudança armados e na defensiva: "Bom, vamos ver como é isso, vamos checar se há alguma lógica nesta história. Vamos ver se esse analista é bom, vamos ver se esse médium é eficiente, vamos ver se isso dá certo!" Não está tomado pela confiança e pelo desejo.

A líder indiana Indira Gandhi dizia: "Não podemos segurar a mão de alguém com os punhos fechados." Pensando nessas palavras, uma colocação a fazer é: "Será que eu quero?", "Será que estou aberto ao que a mudança vai exigir de mim?", "Será que estou apto a assumir as consequências de virar a página?".

Nem sempre estamos prontos. E não há mal nisso, muito pelo contrário. Nessas situações a melhor coisa a fazer é se resignar, respeitar o momento e aceitar que a mudança ou superação venha na hora devida, no tempo da aptidão conquistada.

Parta do princípio de que a mudança é possível e quase sempre se inicia por uma imagem no mínimo duvidosa de nós mesmos. Com um pé à frente, rumo ao novo, e o outro atrás, envolvido nas dificuldades...

Muitos relatam que, passada a euforia que vem com a decisão de mudar, aquilo se esvazia. Apesar de haver insistência no esforço rumo ao novo, os sentimentos condizentes com o movimento parecem desaparecer. Basta uma piscada de olhos, um mínimo descuido, e você volta a se sentir como aquela pessoa de antes e logo afirma: "Não adianta, o que quero é impossível! Empenho-me e não vejo alteração nos meus sentimentos."

Por que isso acontece?

A briga nesse caso é com a memória emocional que teima em resistir ao novo e a resgatar o "velho eu", mesmo que ele esteja inadequado ou infeliz na forma de ser. A mudança é uma difícil coreografia de atitudes e de pensamentos que tentam se livrar da resistência e estabelecer um novo ritmo.

"Decidi que vou agir de outra maneira, que vou me comportar através de uma nova perspectiva. Três dias depois de tomada a decisão, volto a sentir tudo como era antes, perco totalmente o contato com a força." Foi o que me disse um aluno. Para contextualizar em aula a questão apontada recorri a uma história de Steve Jobs, o gigante da Apple.

Sempre que pretendia vender um produto, ele sabia que tinha um problema nas mãos, por mais inovadora e atraente que fosse a novidade levada ao mercado. O problema estava sempre relacionado à manutenção do tempo de encantamento do consumidor com um computador ou um celular. Jobs percebia que as pessoas compravam um telefone e passavam a se sentir como estimuladas.

Passado um tempo, o celular começava a perder a graça e já não mexia com os sentimentos do dono. Baseado em um estudo de marketing e usando toda a força de sua genialidade, Jobs entendeu que era preciso criar um aparelho que oferecesse constantes desafios ao usuário ou que pelo menos reunisse um leque de atrações capaz de mantê-lo distraído, absorto e, assim, garantir a renovação do desejo em torno da novidade *high-tech*.

Ele criou tantas funções para o aparelho que as pessoas começaram a querer ter mais tempo para aproveitar o que era proporcionado pela tecnologia: com um simples toque passou a ser possível alternar do e-mail para o SMS, consultar a internet, fotografar, filmar, gravar, testar o comando de voz. Hoje, ocupadas com suas maquininhas de mil e uma funções, as pessoas não têm brechas para nem pensar.

Quando entramos em contato com alguma coisa que está modificando nossos sentimentos, quase imediatamente surge uma sensação de potência e estímulo, como se fosse uma elevação no nível de serotonina que nos sensibiliza. Esse estado de ânimo, entretanto, não se mantém o tempo todo.

(NOSSA MENTE TENDE À INÉRCIA E, COM ISSO, OS SENTIMENTOS ESTIMULANTES DIMINUEM EM NÍVEL DE INTENSIDADE. MANTER O ESTADO DE GOZO O RESTO DA VIDA? IMPOSSÍVEL.)

Para alguém que desconhece a linguagem do mundo dos sentimentos, entrar no modo mais lento cria uma sensação de estar andando para trás. Mas não se engane. Apenas o estímulo inicial perde potência, mas o processo, propriamente dito, tende a se estabilizar na média. Nem euforia, nem tampouco apatia.

A pessoa deve se manter firme na intenção. Quem nunca sentiu, durante uma viagem ou um jantar agradável, um cheiro, o sabor de um vinho, um algo qualquer que atua como um disparo e, de modo súbito, traz à tona um sentimento melancólico, uma nostalgia indefinida, uma "saudade-de-não-sei-o-quê"?

O escritor Marcel Proust, no clássico *Em busca do tempo perdido*, faz a descrição detalhada do momento em que, ao morder e sentir o sabor de uma *madeleine*, um pequeno bolo francês, acessa lembranças de um tempo perdido no inconsciente, sendo tomado por um quadro composto por vozes, sons, ruídos, dores e alegrias. Aquilo que parecia ter sido dissolvido outrora, volta do passado para se misturar ao presente.

É relativamente comum sermos abordados internamente pela "*madeleine* proustiana" e percebermos que sentimentos que pareciam mortos simplesmente se reacendem. Uma tristeza, uma raiva, uma cena, um vazio, uma saudade. Os fantasmas devoradores dos bons momentos despertam nos porões de nosso universo psíquico. Se nos aproximarmos demais, eles nos engolem. Em horas assim, sempre que possível faça uma imersão no presente e comande seus sentidos para o agora. Erga uma taça, brinde. Suscite um assunto e permita-se um novo estímulo. Os guardados ainda estarão lá nos porões, mas você sabiamente terá se distanciado deles e desistido da tentação de olhar para trás, conseguindo, assim, evitar os velhos caminhos.

SUPERAÇÃO

Superar envolve um investimento de força e foco, requer de fato uma "super-ação". É um processo que pressupõe o corte de aspectos autoboicotadores que comprometem a plena capacidade de existir com prazer, e de sair dos nós, das tramas, do destino.

Tais aspectos são traços constitutivos da identidade de cada um de nós que usamos tal qual vestimentas. Modificá-los envolve um passo a passo semelhante àquele que adotamos quando decidimos fazer uma faxina no guarda-roupa para tirar as peças velhas e abrir lugar para as novas.

Todo final de ano, é bom fazer essa limpeza no armário para evitar acumular e reter o que é desnecessário. Sempre há peças que, com o tempo, tornam-se inadequadas, que já não nos favorecem mais.

Com os sentimentos acontece algo semelhante e é viável traçar um paralelo e considerar, por exemplo, que o modelo de uma mágoa pode ser descartado para não comprometer a sua vida. Tristeza e ressentimento com cheiro de mofo pesam a alma.

ELEGÂNCIA É TAMBÉM SABER COMO SE PREPARAR INTERIORMENTE PARA CADA MOMENTO DA VIDA.

Uma gravata de seda francesa ornamenta o corpo físico, pode até criar uma imagem diferenciada na pessoa, mas de nada servirá se o corpo subjetivo estiver sufocado pelos nós emocionais. Por essa razão, costumo ressaltar que o cuidado com a aparência deve ser expandido ao corpo psíquico.

Quando viajamos, procuramos ter na bagagem elementos que nos habilitam às situações de frio, de calor, de informalidade, de formalidade. Tudo deve ser pensado para evitar faltas e excessos.

Com a vida se passa o mesmo. Viver pode ser considerado uma viagem. Melhor estará aquele que tiver organizado a bagagem com critérios que o habilite às situações de cada fase.

A análise é, de certa forma, uma depuração estilística do mundo psíquico. Por meio dela é possível conquistar refinamento interior.

No filme de Pedro Almodóvar, *A pele que habito*, um médico cirurgião plástico, interpretado por Antônio Banderas, sequestra um rapaz para puni-lo e começa então um processo cirúrgico de transformação do corpo até realizar sob o corpo masculino a forma feminina.

Apesar da perfeição da construída imagem feminina, o rapaz não se identificava com a pele que ele passou a habitar. Houve ali uma transformação imposta, sem desejo. Algo de fora para dentro.

A transformação válida é aquela que parte da identificação, do desejo. Não há técnica exterior que possa fazer uma pessoa se sentir confortável numa forma se não se identificar na nova "pele" proposta para ela habitar.

Quando igualmente alguém se transforma sem desejo só para realizar a imposição de outra pessoa, estará criando um corpo desabitado do desejo, e a pele da mulher ideal criada através daquele processo de ser e viver poderá até satisfazer o outro, mas a si mesmo jamais. Carregará uma sensação de vazio.

Quantos perfazem o caminho do desejo do outro e não o próprio e carregam uma secreta insatisfação, sem conseguir compreender a origem. Faltou identificação na forma constituída, e faz por medo, sequestrado pelo poder do outro...

Por isso, para construir a sensação de existir onde se habita, tem que se pensar com identificação naquilo que se é, que se vive ou naquilo que deseja construir para viver.

"Penso, logo existo."

Algumas vezes, duas ruas abaixo de onde fico na minha temporada em Paris, vejo uma mulher sentada sempre com uma baguete na mão, muito arrumada, com o cabelo penteado no coque chignon, que fala muito alto indignada com alguma coisa. A princípio pensei que falava através de um fone do celular, mas acabei percebendo que falava para o vento, para o céu, para os muros do hospital psiquiátrico Saint Anne. Um dia, quando desacelerei meus passos e a fitei uns instantes, as farpas vieram em minha direção. Pensei de imediato na expressão "capacidade de existir" e me voltei aos processos de que temos que lançar mão para fazermos a nossa existência viável no aspecto psicológico.

Pensei que aquela senhora "indignada com a existência" havia rompido com os bons discernimentos que a vida exige para que os acontecimentos não nos tomem. Às vezes nem foi uma questão de litígio com as reflexões, mas uma total falta de conhecimento das boas premissas que devem fundamentar nossas reações. Aquela fúria representa a dor do espírito ferido sem um tratamento apaziguador.

Quando uma provação maior se apresenta na nossa existência, qualquer que seja a natureza, ela nos envia de modo psicológico ao sentimento de desamparo da infância, aquele estágio que éramos totalmente dependentes de alguém para nos subsistir. Os protetores da nossa infância foram os tutores da nossa resiliência, ou seja, de nossa capacidade de encontrar mais tarde em si uma sensação de confiança subjetiva diante das situações. De qualquer modo, qualquer situação difícil nos remete a esta época e com ela a sensação humana de que não irá dar conta de sair do contexto doloroso.

Nosso desenvolvimento, nossa sensação de capacitação são derivados das representações internas que fazemos a respeito de nossos fatores pessoais. A representação é um termo clássico da filosofia e da psicologia para designar o modo de uma pessoa se representar em seu ato de se pensar, de, sobretudo, se pensar nas perspectivas de agir diante das situações.

Como diz o psicanalista Laplanche, as nossas interpretações na vida são decorrentes de uma percepção anterior a ela. Isso quer dizer que o modo com o qual construímos nossas saídas depende de como nos enxergamos diante do que temos que enfrentar.

Sem dúvida a senhora indignada se representou mal diante das circunstâncias mais opressoras, se viu menor do que as situações e foi esmagada.

Na minha última temporada em Paris fui assistir no Teatro des Champs Élysées, que fica na Avenue Montaigne, ao concerto da minha amiga, a pianista chinesa Zhu Xiao-Mei, a quem conheço há uns vinte anos. Ouvi na plateia muitas pessoas dizerem: "Impressionante como toca bem!" De fato ela está entre as cinco melhores pianistas do mundo.

Naquela noite ela atingiu o estado de graça. Ela estava transparente, leve, e só a música existia. A mão era como a noite que ela nos proporcionava, fluídica. Lembro bem que comecei a pensar na história de vida de Xiao-Mei, no percurso que ela havia trilhado. Ainda adolescente, pegou o regime comunista de Mao Tsé-Tung que condenava a vida artística e intelectual originada no mundo ocidental. Tocar Bach, Mozart, pensar em Sócrates e Freud eram condenados. O povo passava por terríveis represálias e Xiao-Mei e a família foram muito perseguidos. Ela ficou nos campos da ditadura para aprender a pensar como uma verdadeira cidadã do regime comunista. Esses centros funcionavam como uma lavagem cerebral, como se fossem áreas onde realizavam um "detox" dos valores considerados ameaçadores à política vigente. Para manter sua habilidade pianística condenada pelo regime, enquanto permaneceu no campo de reeducação, fechava os olhos e se punha a tocar como se tivesse um piano a sua frente. Depois de um tempo, descobriu que havia um piano de armário num vilarejo perto de onde estava retida. Apesar dos riscos de ser fuzilada, uma vez por semana fugia através de uma abertura no muro para atravessar um rio e alcançar a outra margem para tocar durante a hora que poderia ficar ao ar livre. Apenas uma vez por semana para que a ausência não fosse percebida.

O comunismo chinês tentava erradicar seu desejo, e ela encontrava em si o corpo para continuar a existir, ou melhor, encontrar um meio para se fazer existir.

Conseguiu fugir da China e deixou toda a família. Um longo percurso que a levou primeiro aos Estados Unidos e depois a Paris.

A alma de Xiao-Mei jamais foi aprisionada, pois tinha um caminho pessoal, tinha uma representação de si diante do destino de combate. Manteve sua existência baseada num propósito pessoal e inabalável. Outros, tendo passado o que ela passou, poderiam ter ficado comprometidos gritando aos ventos, aos muros dos hospitais psiquiátricos.

Xiao-Mei sabia e sabe onde encontra o sentido da própria vida. Com certeza o que a diferencia de tantos outros pianistas se instala numa razão subjetiva; mais do que a técnica que possui, o piano é a sua plataforma de liberdade.

Atualmente ela vive um belo momento da carreira, com um livro biográfico lançado com sucesso.

Ao final do concerto fomos vê-la e num dado momento ela disse a todos que estavam em seu camarim: "Bem, agora tenho que deixá-los, pois o público me aguarda no Foyer para assinar os CDs", e me lembro que um senhor replicou: "Mas eles podem esperar um pouco", ao que ela respondeu: "Não é gentil fazê-los esperar muito, afinal os aplausos são as mãos acariciadoras das minhas feridas. Ali minhas dores desaparecem."

Hoje em dia Xiao-Mei mora em Paris diante do Pont Neuf e tenho certeza de que quando olha pela janela vê mais do que um rio parisiense passar diante dos seus olhos. Vê nele a sua própria vitória, de ter conseguido atravessar as margens limitadoras sem se afogar nos traumas.

Xiao-Mei construiu sua resiliência.

A mulher da baguete grita e com este som agride o mundo, a do piano solta o som da superação... As duas com certeza têm suas dores, mas uma ainda está nelas, a outra não só se retirou e levou seu corpo para longe daqueles rios de amargura, mas fez a viagem sem se esquecer de lavar o espírito ferido. A história permanece em sua memória, mas já não está presente nos hojes de cada dia.

Nos problemas, um dos fatores que compõe a equação solucionadora é o autocomando de dizer a si mesmo: "Saia dessa!"

Quando uma pessoa está presa, acorrentada nas limitações emocionais ou nas dores, é importante fechar os olhos e tocar os dedos nas teclas da vontade de liberdade.

A mulher da baguete deve continuar lá acorrentada nas prisões que já no tempo inexistem mas por seus vínculos com a dor se faz condenada ao campo dos martírios, e na mesma cidade, do outro lado do rio vive Xiao-Mei, aquela que soube se libertar. Soube sair.

Pensou bem e soube existir bem.

8. FINALMENTE, O AMOR

É apaziguador compreender que nenhuma experiência de amor, por mais intensa e incrível que seja, é suficiente para preencher a existência por inteiro. A condição humana é pautada pela falta. Independentemente de condição social, credo ou cor, de uma vida mais voltada para as letras ou para os números, para o cartesiano ou para o subjetivo, sempre haverá em nós uma nova necessidade emocional, psíquica. E isso não significa um fracasso em si mesmo, mas a mais pura tradução da nossa condição essencial de buscadores.

INTERIOR E EXTERIOR

Há uma frase de Clarice Lispector que diz assim: "Todos os dias quando acordo, vou correndo tirar a poeira da palavra 'amor'..." Quantas interpretações poderiam ser depreendidas da urgência cuidadosa em Clarice? Entre todas, fico com aquela que nos leva a perceber que para pensar o amor é conveniente retirar resquícios que impeçam o olhar direto sobre seus significados atávicos em nossa existência.

Tal como um achado arqueológico, se o escovamos para retirar a poeira que à primeira vista o oculta da compreensão, temos contato com a percepção de que o amor é constituído, em sua essência, de libido.

> **SE ULTRAPASSAMOS A IDEIA DE ENERGIA FÍSICA COMO DEFINIÇÃO ESTRITA DA LIBIDO, PODEMOS CONSIDERAR O AMOR COMO FORÇA MOTRIZ DOS INSTINTOS, MESTRA DA CRIAÇÃO, DA CONSTRUÇÃO E DA PRESERVAÇÃO DA VIDA.**

No momento em que uma pessoa nasce, existe um vazio e uma libido represada em si mesma. Voltada para o mundo interior, através do acolhimento da mãe amorosa, essa libido é direcionada à figura materna e o vínculo se instala. Por meio desse momento inaugural, vivenciamos nossa chegada ao mundo.

O que é então o mundo inicial? É esse encontro com o outro, que para nós, quando pequenos, sem a consciência da diferença, parece muito misturado: fica a impressão de que nós e nossas mães somos um só. É como se o bebê pensasse: "Ela sou eu. Eu sou ela."

Quando a mãe alimenta a criança, também se deixa alimentar pelo bebê. Para nós, pequenos, ela inexiste como outro. Por isso, fica registrada em todos nós a ideia de que quando amamos transformamos dois em um. Por isso também que nos tornamos possessivos e ciumentos, como se o outro existisse unicamente para atender as nossas expectativas.

Diante desse cenário, não é difícil imaginar o que representa para essa identidade psíquica "fusional" a traição, o abandono ou a perda. Como ouvi certa ocasião, a história é mais ou menos assim: "A mãe e o filho são um que terá que aprender a se tornar dois, e os amantes são dois que querem tomar um caminho regressivo para se tornarem um."

Grande trabalho da humanidade o de compreender a natureza inicial simbiótica da experiência de amar. Realizar uma nova constituição de estrutura para viver as relações de amor de todos os gêneros com mais autonomia, liberdade e, logicamente, generosidade no olhar para a aceitação das diferenças.

Carregamos vontades quase inomináveis de encontrar alguém que nos assegure, ampare e que nos complete, adivinhe, acolha, deseje e alimente. As expectativas são enormes e por isso o amor é uma busca que nos põe em busca. Uma procura carregada de expectativas e exigências conscientes e inconscientes, por vezes neuróticas, no sentido daquilo que se espera do outro, até sem saber o porquê, o que faltou na infância...

(AS FOMES DE ONTEM ESTÃO PROJETADAS NA BUSCA DE HOJE.)

Nas situações de "apaixonamento" por uma pessoa ou até mesmo por uma ideia, vive-se o encontro absoluto, no qual um processo de fusão se dá de modo obsessivo, até que se possa esgotar o investimento libidinal e a pessoa se depare com as doze badaladas, hora em que o príncipe vira sapo, Cinderela se revela a borralheira e o mundo se desencanta.

O grande aprendizado está em sair do conto de fadas e da perspectiva de ilusão para o encontro com a compreensão de que na vida o sapo contém o príncipe e a Cinderela contém a borralheira. Qualquer atividade contém o encanto e sua respectiva desconstrução.

Pense numa festa: no início, um cenário de perfeição está desenhado. Mas, já na chegada dos primeiros convidados, o que era impecável cai por terra, com migalhas, vinho, barulho, vozes e todos os inevitáveis sinais de ação ganhando corpo e dando curso ao evento.

O que fazer? Assumir inteiramente a condição humana para que se possa usufruir do encantado e conviver com seu contrário, dentro do princípio que rege a realidade e que prevê a inter-relação do imperfeito que está contido no perfeito, assim como o pleno no vazio.

A percepção, e consequente vivência do princípio da realidade, são o grande parâmetro de saída da infância, o referencial para a troca das demandas infantis – todas aquelas relacionadas à saciedade e disponibilidade plenas do mundo em relação aos próprios desejos – por necessidades mais maduras e condizentes com o estágio adulto.

O percurso que conduz à maturidade emocional se realiza através da compreensão da natureza da falta presente em qualquer pessoa, da inevitabilidade dos vazios existenciais e da certeza de que ninguém que possamos encontrar poderá fazê-los desaparecer.

Esta conquista de maturidade é que traz a capacidade de exercer o perdão em relação ao outro, absolvendo-o em suas humanas derrapagens, e também em relação a nós mesmos.

Interessante é pluralizar as nossas buscas, ao estabelecer vínculos diversificados, por meio da sublimação pela arte para a criação de um modo de vida instigante, desafiador e corajoso.

SER NO MUNDO

Das tribos primitivas utilizo a ideia do caçador. Aquele que saía de sua tribo e enfrentava o mundo em busca do que era necessário para sobreviver. Ao fim de cada jornada supria os que dele dependiam, os alimentava.

O caçador representa o mundo, este terceiro que traz de fora os suprimentos e as vivências de coragem para os que ainda estão em suas grutas, inaptos de alguma forma pela inexperiência.

A proteção e o alimento que os caçadores propiciavam aos que compunham a tribo primitiva simbolizam no psiquismo a função "olho do pai".

O "PAI" NA VIDA HUMANA É ESSE "OUTRO" QUE NOS RETIRA DA RELAÇÃO PRIMITIVA COM A MÃE E NOS ACOLHE NO NOVO MUNDO QUE SE CONFIGURA.

Esse "pai" é uma fonte plena de significados para o nosso psiquismo. Através dele vivenciamos a construção da consciência de capacidades para ingressarmos no mundo exterior, aquele que ultrapassa as fronteiras do núcleo familiar.

A mãe nos dá a vida e cria o vínculo com a nossa vontade de viver. Já o "abraço" do pai é o convite para ingressarmos no mundo.

Um pai que elogia a beleza de uma filha estabelece neste momento a mensagem que o grande atributo para ser recebida no mundo está em seu físico. Se ele se concentrar sobre a inteligência será este aspecto que se tornará o grande pilar da segurança pessoal dessa menina.

Portanto o modo como esse "homem mundo" nos olha, menino ou menina, será a pedra fundamental da percepção de um valor ou de uma qualidade pessoal na qual iremos nos apoiar para nos sentirmos seguros no mundo.

Ficará internalizado em nossa estrutura, às vezes de modo consciente, outras de forma inconsciente, que o aspecto visto por esse "olho" será o aspecto a ser reconhecido e acolhido pelo mundo.

Como se o mundo fosse me amar pelos motivos que meu pai me amou.

Por esta razão pode-se concluir que um pai ausente, distante, ensimesmado cria nos filhos insegurança para se lançar.

Ao escrever estas linhas, me lembro do que minha mãe me contou sobre o sentimento de autoconfiança que ela porta em si. O pai dela com apenas 44 anos, sentindo que iria morrer desenganado por uma doença incurável, chamou os doze filhos para se despedir de cada um e, chegado o momento de minha mãe, disse: "Vergininha, minha querida filha, confio em você e parto com a certeza de que fará uma trajetória de vitórias."

De fato minha mãe sempre me passou o sentimento de confiança inabalável e é uma mulher que venceu os limites da poliomielite e os complexos físicos que poderia ter, pois sempre se viu passível de ser amada e desejada por um homem. Acreditou em si. Por quê? O primeiro olhar do "homem mundo" foi de admiração e certezas.

Ela sem dúvida se alimentou daquelas palavras para que elas circulassem no sangue e a fizessem corajosa.

Eu, de meu pai, adquiri a confiança que ele tinha em minha palavra. Percebo que trabalho com ela e através da fala tracei o meu destino.

IMPOSSÍVEL SER SEGURO PARA TUDO COMO SE FOSSE UM SOLDADO UNIVERSAL, MAS TEM-SE QUE RECONHECER SINGULARIDADES, E A PARTIR DELAS CONSTRUIR-SE NO MUNDO.

Quando uma mulher se sente destituída de qualquer sensação de segurança pessoal, pode perceber se faltou, na experiência de vida, a vivência desse primeiro "olhar do mundo".

Quando um homem se retira da vida, devido à sensação de incapacidade de se instalar no mundo, pode refletir se faltou esse primeiro olhar. Somos buscadores desse olhar.

Temos este relato numa passagem do Antigo Testamento. Caim disputou com Abel o olhar do pai. Precisamos nos sentir reconhecidos, olhados em alguma oferenda, e a falta constitui um sofrimento. No entanto, na ausência de um pai biológico, o psiquismo se supre da função do "olho do pai". Os filhos de Adão recorrem ao Deus Pai, o que simboliza com clareza que as fontes podem ser substituídas por um avô, um padrinho, um padrasto ou mesmo uma ideia intelectual.

Muitos homens acham que serem provedores materiais é a única função significante em relação aos filhos. Grande engano, um pai destituído de riqueza pode exercer esse olhar psicológico.

O "olho do pai" é uma função fundamental. Vejo muitas mulheres submetidas a humilhações, maus-tratos, frágeis em seu senso de amor próprio, como se nunca tivessem experimentado a sensação de terem sido amadas com respeito e dignidade. Vivem como se fossem incapazes de despertar o olhar masculino e por isso se submetem a qualquer situação para reter a qualquer preço o que nunca puderam sentir.

Vejo homens confundindo segurança com arrogância, como se a inibição causada no outro através do exercício do poder fosse construir a sensação íntima de autoconfiança.

É muito importante lançar um olhar para a própria história e resgatar essa percepção inaugural de nosso sujeito no mundo.

Será que seus olhos estão fechados para reconhecer na sua história alguém que tenha ocupado o lugar desse "grande olho"?

Será que o ressentimento por não ter tido o pai sonhado deixou você incapaz de se alimentar do que o seu pai real ofereceu?

Bocas ressentidas são bocas fechadas e impedidas de se alimentar.

O importante é encontrar na sua história a percepção de um olhar que evidencia um valor, para que com ele se sinta uma pessoa valorizada e capaz de se inserir e permanecer no mundo que a vida nos oferece.

Minha mãe internalizou e com isso eternizou esse olho de amor para se suprir de uma orfandade paterna.

Fez com isso ele viver e vivê-la sempre.

Eu fiz o mesmo.

E você, o que fará para si mesmo? Pense bem...

NOSSA ESTRUTURA FÍSICA JÁ NOS COLOCA
NO SENTIDO CERTO.
NÃO TEMOS OLHOS NA NUCA!
O NATURAL É OLHAR PARA FRENTE.
ATÉ MESMO NOSSO TERCEIRO OLHO DAS GRANDES
PERCEPÇÕES SUBJETIVAS ESTÁ À FRENTE SOBRE AS
ÁREAS DO PENSAMENTO.
DOIS SERES, DOIS OLHARES SE ENCONTRAM,
SE ESTIVEREM FRENTE A FRENTE.

LUGAR NOVO

Somos buscadores de olhares desde que nascemos. Do olhar da mãe, do pai, e posteriormente de todos que de alguma forma passam por nós.

À medida que nas primeiras fases da vida somos de certa forma supridos com atenção e testemunhos de que fomos desejados, esta busca se realiza com mais segurança, mas ainda assim essa necessidade permanece.

Passamos a vida na busca de comover o olhar. Na infância, quando se entra na sala e mostra os desenhos feitos no caderno, estamos através dessa oferenda em busca de visibilidade. Quando uma avó faz um bolo, quando as mulheres saem com os colares, os brincos, as bolsas e os homens transitam com as carteiras, relógios e carros estão igualmente na captura do olhar.

Precisamos nos sentir olhados no corpo inclusive pelo olhar médico, na mente, através das ideias que nos amparam, e até espiritualmente se busca este olhar na crença de que algo zela por nós, nem que seja uma pedrinha ou mesmo uma cor que nos dê a sensação de proteção.

A busca pela visibilidade é uma constante.

POR ESTA RAZÃO QUE A SOLIDÃO, A AUSÊNCIA DO OUTRO, É MUITO DOLOROSA. SOMOS SERES DE ELOS E NECESSITAMOS, DE CERTA FORMA, CONSEGUIR EM TODAS AS FASES DA VIDA CAPTURAR O OLHAR POR ALGUMA SINGULARIDADE QUE TENHAMOS CONDIÇÃO DE OFERECER AO MUNDO, ATÉ MESMO PARA EVITARMOS QUE AS DOENÇAS SEJAM INSTALADAS COMO MANEIRA DE RETENÇÃO DE UM OLHAR QUE PAREÇA PERDIDO.

No mundo atual os critérios internalizados para que as pessoas se sintam merecedoras ou mesmo garantidas de serem percebidas e diferenciadas estão muito altos. Com isso se estabeleceu, sem que ninguém se desse conta, uma desenfreada e insana luta para conquistar no corpo e na vida os padrões estabelecidos para se garantir essa visibilidade.

Os padrões de exigência se tornaram cruéis e a garantia de visibilidade, acolhimento e reconhecimento, efêmera.

O mercado se aproveitou dessa nossa necessidade e manipulou subjetivamente, sem que ninguém percebesse de fato, e estabeleceu a oferta da promessa de diferenciação e manutenção de um "statu quo".

Por isso a perda do poder, do status e da juventude se tornaram mais cruéis do que era antes.

O nosso ego se constitui de apegos a tudo que lhe oferece a experiência de ser percebido, e com isso, vivência na conquista da sensação de existir.

A nossa primeira vivência do sentimento de existir nasce do olhar de desejo que lançaram sobre nós. De nossos pais e de todos os outros desejantes.

Quando o filho sai de casa, muitos pais perdem o chão e vivem a chamada síndrome do ninho vazio. Eles se sentem sem rumo. Estão presos a um contexto de significância, de sentido e de visibilidade. Às vezes se deprimem, pois querem seguir na manutenção de um alimento que não é mais para eles. Sentem como se o prestígio tivesse sofrido alteração, pela dura sensação de achar que perdeu um lugar no desejo do outro.

Acontecimentos como esses, que discorri nestas linhas, são para serem refletidos quanto a causa psicológica do sofrimento. Perda de uma referência, perda então de identidade, como se o seu valor, o seu destino fosse amputado.

O que buscamos através dessa visibilidade, da necessidade do olhar do outro? Achar o que o outro tem de nós? É a sensação de existir.

Para percorrer a saída inteligente deve-se seguir o caminho da sublimação – a ação sublime – de se perspectivar em direção a uma nova fonte de alimento. Percorrer a ressignificação e encontrar, entre tantas opções, outras boas fontes de visibilidade e sentido.

Se pararmos para pensar em cada fase da vida há uma substituição de uma coisa por outra, de uma pessoa por outra, de uma tarefa por outra, de um aprendizado por outro. Essa é a grande dinâmica, e nela está a saída.

Se o ego necessita ser olhado e diferenciado, questione em si como atender essa demanda de modo renovado e saudável.

Quem sabe a busca do olhar em um lugar novo... Um novo lugar para ser no mundo.

9. A GESTAÇÃO DE SI

Análise não zera ninguém. O que a terapia traz é certa potência para o autocontrole, o que garante é um instrumental riquíssimo para conhecer limites e desvendar segredos internos para os quais evitamos olhar.

PARA LONGE DO VÉU

Há situações pelas quais esperamos a vida toda. Quando finalmente tornam-se realidade, sentimos um despreparo para lidar com elas. Mesmo ao alcançá-las – um amor, um emprego, um bem material –, a sensação de vazio persiste. Onde deveria ser possível encontrar saciedade há um despreparo para acolher o objeto do desejo. Algum bloqueio impede que se imprima realização naquilo que foi tão desejado.

> DE ALGUM MODO, TODOS CARREGAMOS UM "ENIGMA" QUE TEM RELAÇÃO DIRETA COM ESSA ESPÉCIE DE INAPTIDÃO PARA VIVER A REALIDADE DO PRÓPRIO DESEJO.

Ao tomar consciência do enigma, os mais corajosos se protegem de ser devorados e se abrem para vê-lo de frente e tentar desvendá-lo. Colocam-se desta forma para resolverem o impasse.

Há algum tempo, um texto excelente do antropólogo brasileiro Roberto DaMatta tratou de dois personagens que exemplificam bem essa questão. Um deles, ao qual já me referi nos capítulos anteriores do livro, é Nina, bailarina do filme *Cisne negro*. O outro personagem é George "Bertie" VI, representado por Colin Firth em *O discurso do rei* (2010).

Enquanto Nina sofre com a incapacidade de enxergar seu lado negro e vivenciar a dimensão que transgride o cisne branco; George VI, apelidado de Bertie, se vê alçado ao trono e obrigado a liderar uma nação em pleno período de Segunda Grande Guerra, tendo como primeiro grande desafio a batalha contra sua gagueira. Para poder falar em público, ele trava um combate explícito para vencer medos, sombras, segredos pessoais até então trancados nas profundezas do seu interior.

O caminho do rei foi o de enfrentamento. Ciente da necessidade de superar suas limitações, Bertie expôs sua figura pública, despiu-se da própria realeza para poder passar pela avaliação médica, para enfrentar fracassos em suas tentativas até que pôde chegar ao terapeuta que realmente o ajudou a lidar com a gagueira.

Com um estilo de tratamento pouco convencional para a época, métodos classificados como controversos, definido pelo próprio rei como "excêntrico", foi Lionel Logue (personagem interpretado pelo ator Geoffrey Rush) quem ajudou George VI a colocar as palavras em linha, quase sem o embaraço fônico característico dos gagos.

No filme baseado em fatos reais, o rei se abre corajosamente para a própria dificuldade até que encontra alguém para orientá-lo, uma pessoa que possa ajudá-lo a organizar seus pensamentos em um processo mimético que o leva à realização do que queria ser ou deveria ser.

De modo inverso, a bailarina Nina, em seu drama pessoal, vestida de uma castidade e de um perfeccionismo doentios, enreda-se em um surto psicótico que a conduz à própria destruição.

Creio que, sozinhos, dificilmente solucionamos determinados impasses que nos movem. Raramente nos livramos dos véus mais espessos que conservam o que nos atormenta. Sem fazer qualquer apologia ou expressar uma valorização excessiva dos processos terapêuticos, posso assegurar que uma análise é de utilidade extrema na vida, e chega a ser fundamental quando se trata de ajudar uma pessoa a construir uma autoleitura que descortina interpretações e esclarecimentos para que impasses ou segredos emocionais deixem de ser fatores paralisantes.

PACIÊNCIA E DISCIPLINA

Ninguém se transforma da noite para o dia. O rei George constituiu um outro de si a partir de uma exigência externa que chegou sem aviso e exigiu dele alguma urgência no que se refere à mudança. Mas, ainda assim, mesmo diante da iminência do discurso, foi um processo que demandou algum tempo. Ele herdou um cargo que não desejava e o desafio de liderar pela palavra: um discurso *versus* um traço pessoal. No entanto, se conscientizou de que deveria assumir, aceitou essa imposição e com isso se autorizou a enfrentar seu limite e seus medos, através da crença de que poderia ultrapassar a linha limitadora. Ele se entregou com comovente inserção ao trabalho terapêutico.

> **NINGUÉM COMEÇA A SE TRANSFORMAR SOMENTE PORQUE VÊ UMA POSSIBILIDADE DE TORNAR-SE DIVERSO EM SI MESMO, MAS SIM PORQUE INTERNALIZA CONCRETAMENTE ESSA OPORTUNIDADE.**

George tornou-se proprietário da ideia de ser um orador e, com isso, imprimiu em si essa nova mensagem.

A princípio, o exercício dessa propriedade era algo mecânico, mera imitação de seu orientador terapeuta. No entanto, a médio e longo prazos, a opção pela palavra livre o fez dono de uma voz que ganhou significado. Foi uma grande e consolidada conquista. Acreditou e alcançou. É uma questão de tomar a decisão e ir de encontro ao "enigma".

Cada vez que vivemos através da pessoa que queremos ser, ultrapassamos o sentido do comportamento teatral de imitação ou de encenação de um outro de nós mesmos. Toda atitude tomada nesse sentido encontra ressonância dentro de nós. A transformação ocorre, então, a partir do quê? Através da inscrição no aparelho psíquico dos novos traços que sua decisão criou.

O primeiro passo é sempre a mudança de pensamento. A partir daí, um novo sentimento virá como decorrência de todo o processo, mas isso será bem mais adiante. Em suma: é preciso acreditar no comportamento que leva ao seu modo desejado de ser. Repeti-lo exaustivamente até que possa ser reconhecido como um traço pessoal. Quando esse traço for devidamente assimilado, então será possível produzir um novo sentimento. Isso tudo requer tempo. Avalia-se, por constatação empírica, que no mínimo um ano é necessário até que se possa observar um novo sentimento em cena. Um "caminho grávido" de sua mudança.

Ninguém vence o luto e supera a mágoa da noite para o dia. Mesmo que você já tenha tomado a decisão de enfrentar a perda ou a frustração que o está deixando abatido, o sentimento só poderá ser realmente novo e liberto quando se estiver tomado pelas elaborações sobre as questões que apreendem a dor.

> MUITAS VEZES, DE MODO EQUIVOCADO, PENSAMOS QUE SOMOS AS EMOÇÕES, QUANDO, DE FATO, SOMOS A ESTRUTURA CAPAZ DE PRODUZI-LAS E, PORTANTO, DE SUPERÁ-LAS.

Considere sempre que o sistema límbico não tem discernimento e não separa realidade de fantasia. Considere que você tem propriedade sobre tal dinâmica.

FAÇA SUA PARTE

Há uma fábula conhecida que acrescenta um importante aspecto:

Um homem enfrentava uma enchente terrível e estava abrigado no topo de uma árvore. A situação era muito crítica. Quase no limite do desespero, pediu ajuda ao seu anjo da guarda e ouviu a seguinte resposta: "O corpo celestial vai tirar você daí." Logo em seguida, passou um barquinho e as pessoas gritaram para o rapaz: "Venha!" Ele respondeu: "Nesse barco eu não entro, é muito pequeno e pouco seguro. O corpo celestial vem me apanhar." Minutos depois, passou outra embarcação e as pessoas aflitas chamaram: "Venha logo, porque daqui a pouco virá uma enxurrada gigante, vai cobrir a árvore e você vai morrer." O homem desprezou o convite com mais uma negativa. Alguns minutos depois morreu afogado. Chegando ao céu, encontrou seu anjo da guarda e foi tomar satisfação: "Afinal, como foi acontecer tudo isso? Você me prometeu que iria me salvar!" O anjo foi sintético na resposta: "O corpo celestial usa a humanidade para salvar a humanidade."

O que isso significa? Há pessoas que desejam que o Universo ou o corpo celestial as protejam dos acontecimentos. Elas anseiam por um milagre que as leve para longe das tristezas ou querem uma pílula divina que instantaneamente tudo atenue. Porém, o que o corpo celestial nos dá é a humanidade. Daí, as prescrições de doses de Freud, de Nietzsche, de Lacan, o aconselhamento voltado à eliminação do lixo emocional, a proposta de exercitar a transformação, como fez o rei George VI, e a recomendação expressa relativa à amputação de tudo o que compromete o brilho da existência...

Quantos barcos chamam, oferecem a condução de um ponto a outro, mas as pessoas ficam à espera de algo mais explícito, brilhante... E os barcos passam e aqueles que não ingressaram permanecem no mesmo ponto.

A felicidade é um sentimento de resistência. Resistência desperta a sensação de potência. Potência traz a sensação de capacidade. Capacidade vivenciada é autoconfiança inaugurada.

No fundo, o que ocorre? Há um aprendizado incrível sobre controle e resistência, no melhor dos sentidos, claro! A felicidade vem da força que você adquire de empurrar sua tristeza para fora do seu cotidiano.

Ainda no rol das fábulas, há outra da qual gosto muito. No sexto dia da criação, Deus reuniu todas as formas vivas que estavam sobre a Terra e perguntou ao elefante: "Você está satisfeito com o que é?" A resposta foi a seguinte: "Não, eu quero ser jacaré." Diante do jacaré, Deus quis saber: "Você está satisfeito com o que você é?" A resposta foi: "Não, eu quero ser um pássaro." Na vez do pássaro, a pergunta foi repetida mais uma vez e a resposta obtida por Deus foi: "Não estou satisfeito, quero ser um macaco." Finalmente, chegou a hora de dirigir a pergunta ao ser humano: "Você está satisfeito com o que você é ou deseja ser outra coisa?" O ser humano disse: "Não quero ser ninguém além de mim mesmo, eu só quero ser feliz." Deus pensou, pensou e resolveu dar um presente ao ser humano: o recomeço.

Pense bem... Enquanto há vida, sempre há formas de recomeço.

ESTAS LINHAS PENSADAS

Para escrever estas linhas, pensei nas letras pensadas às quais recorri, ao longo da minha vida, para transformar as ideias, os sentimentos e os comportamentos que compunham o meu modo de ser e, portanto, de existir.

Pensei em tudo que transformei, até mesmo antes das análises e dos acessos aos conteúdos psicanalíticos e filosóficos, para transmitir as minhas experiências dos "interditos", que ocasionaram grandes transformações em mim e, lógico, no meu modo de inserir-me na vida.

Pensei na importância do conhecimento dos nossos traços de personalidade adequados para determinadas fases da nossa vida e por vezes tão inadequados para tantas outras. Como na experiência de Ingrid Betancourt, em que a petulância e o autoritarismo se tornaram características que a prejudicavam naquela fase do cativeiro. Assim como ela percebeu e se modificou, devemos sempre lembrar que, às vezes, longe de se anular, esse gesto representa uma profunda lucidez.

Pensei também no amor e na idealização que projetamos, às vezes carregada em excesso de um narcisismo infantil, em que desejamos que as pessoas aconteçam na nossa vida para nos abastecer de realizações e prazeres semelhante a um estado permanente de gozo sexual.

Pensei além de tudo no quanto o conhecimento sobre as realidades da vida psíquica pode nos libertar dos paradigmas irreais que causam tantas frustrações.

Nestas letras pensadas, assinalei a importância de perdoar o destino para se libertar dos ressentimentos com a vida e recomeçar sem o peso das bagagens abarrotadas de frustrações e mágoas. Afinal, carregar para o resto da vida o peso das amarguras compromete o nosso caminhar. Temos na história da destruição da cidade de Sodoma, a fuga de Ló, com a sua família. A mulher dele, em desobediência, olhou para trás e se tornou uma estátua de sal porque não soube abandonar os velhos caminhos. Esta passagem bíblica fala sobre a nossa tendência de conservar uma vida e esquecer-se do futuro que deve ser trilhado. Não podemos ficar em dois lugares ao mesmo tempo e tampouco em duas posições, pois nos tornamos uma "pedra de sal".

Pensei, para escrever estas linhas, que a vida é um contínuo rito de passagem desde que nascemos. Prosseguir nela envolve aprendermos com o próprio corpo que nos sinaliza que a expansão exige sairmos de uma condição para ingressarmos em outra.

Lá em nosso começo, em nossa vida intrauterina, tínhamos tudo, sem espera, sem faltas, na temperatura ideal, nos alimentávamos e nos desenvolvíamos. Nove meses depois é o momento de nascer para ingressarmos num mundo arriscado, mas de grandes possibilidades.

Se quiséssemos permanecer, iríamos comprometer duas vidas: a de quem nos gerou e a nossa. Portanto há um momento decisivo em que para vivermos temos que sair sem olhar para trás.

Podemos com certeza nascer várias vezes, pois cabem muitas versões da nossa vida numa só existência.

Cabem muitas vidas numa mesma vida.

Para isso?

É só pensar bem, muito bem, para internalizar a mãe geradora dos Recomeços e da Reinvenção da Vida.

"O sonho é o que temos de inexpugnavelmente nosso. E ele, creio, produz em mim o sentimento profundo em que vivo. De incongruência com os outros. É que a maioria pensa com a sensibilidade, eu sinto com o pensamento."

Fernando Pessoa

AGRADECIMENTOS

Não há criação sem uma forma de maternidade, de paternidade, de união, concepção e organização...

Agradeço a minha mãe, Virgínia, e ao meu pai, Paulo Frederico (in memorian), que sempre confiaram que o meu mundo subjetivo pensador iria se unir aos campos objetivos da vida real.

Agradeço aos que considero padrinhos deste Pense bem, Gisella e Ricardo Amaral, que deram forma para que meus pensamentos se tornassem letras pensadas nestas linhas.

Agradeço à atriz e psicanalista Jacyra Silva (*in memorian*), que me despertou para o pensar psicanalítico.

Agradeço ao Braz Velloso pelo olhar atento a este ideal.

Agradeço à Ilana Zanderer, fiel escudeira de meu cotidiano.

Agradeço à Angela Massoni e Stella Abinader pela escuta carinhosa, aos amigos que compreenderam as exclusões do mundo nos momentos de inspiração e concepção.

Meu muito obrigado a Lucia Monteiro Bastos que durante 18 anos registra através da anotações todas as palavras que compuseram os cursos. E muito obrigado a Celeste Aída que ao gravar minhas aulas documentou minhas ideias.

Agradeço à Maria Helena Lorena ao estímulo e ao olhar gramatical dado aos meus pensamentos.

Quero agradecer também à Silvia Marta Vieira pela dedicada imersão nas minhas ideias sobre reinventar a vida, e à Martha Ribas e à Fernanda Zimmerhansl pela grande e estimulante credibilidade.

À Angela Correa o meu muito obrigado por realizar o olhar psicanalítico sempre com tanto carinho e amizade.

A todos os alunos e as alunas que sempre, com os olhos atentos, depositaram as esperanças em meu conhecimento, o meu muito obrigado.

Ao Paulo Fernandes que, com uma franca disponibilidade, abriu seu trabalho com carinho como um plantão, sábados, domingos e feriados, o meu muito obrigado.

1ª reimpressão	*abril de 2014*
impressão	*Oceano*
papel de miolo	*Lux Cream 70g/m²*
papel de capa	*Cartão supremo 250g/m²*
tipografia	*Adobe Garamond Pro*